Volker Fintelmann

Vom Wesen des Blutes

Volker Fintelmann

Vom Wesen des Blutes

Ein ganz besonderer Saft

INFO3 VERLAG

Volker Fintelmann
Vom Wesen des Blutes

ISBN 978-3-95779-227-3
Schlanke Reihe Band 12

Erste Auflage 2025

Satz: Ulrich Schmid, de·te·pe, Aalen
Cover: Frank Schubert
Druck: Jelgavas Tipogrāfija, Jelgava, Lettland

Info3 Verlag
Kirchgartenstraße 1, 60439 Frankfurt am Main
Tel. 069 58 46 47, E-Mail: vertrieb@info3.de
www.info3.de

Inhalt

Einleitung 7

Das gesunde Blut 13
Physisch-stoffliche Ebene 16
Lebensvermittelnde-funktionale Ebene 20
Empfindend-beseelte Ebene 27
Individualitätsbildende Ich-Ebene 36
Zusammenschau 41

Kann ich das Blut pflegen? 43
Anaemodoron und Cardiodoron 52

Krankheiten des Blutes 61
Leukämien 62
Knochenmarkaplasien 65
Gerinnungsstörungen 66
Zusammenschau 70

Was das Blut erzählt, wenn es im Labor untersucht wird 71
Das Blutbild 73

Zur Blutgerinnung 81
Stoffwechsel 83
Salze und Spurenelemente 95
Hinweise auf Organe 99

Ausklang 104

Weiterführende Literatur 108

Einleitung

In diesen Betrachtungen zu Wesen und Aufgaben des Blutes soll ein Satz Sie, den Lesenden dieses Büchleins, auf alle folgenden Inhalte einstimmen: das „Blut ist ein ganz besonderer Saft".

Diesen Satz lässt Johann Wolfgang von Goethe in seinem Menschheitsdrama *Faust* den Mephistopheles sagen, um zu begründen, warum er seinen Vertrag mit Faust mit dessen Blut und nicht mit gewöhnlicher Tinte unterschrieben haben möchte. Faust spottet über diese Forderung, erfüllt sie jedoch und unterschreibt mit seinem Blut. Für den größten Gelehrten seiner Zeit – heute wäre er ein Professor Dr. Dr. mult. – ist das Blut auch nichts anderes als sonstige Flüssigkeiten. Etwas Seelisches oder gar Geistiges kann er damit nicht verbinden. Mephistopheles jedoch, der als ein „Bild" für die der Menschheitsentwicklung widerstrebenden Kräfte verstanden werden kann, weiß sehr genau um die Besonderheit dieses Safts, den wir Menschenblut nennen.

Sein Wissen muss auch das des modernen Menschen unserer Zeit und der nahen Zukunft werden, weshalb hier vom *Wesen* des Bluts gesprochen wird.

Das Blut durchströmt den ganzen Körper, es gibt nur sehr wenige Orte, wo es nicht sein kann, wie den Zahnschmelz, die Haare oder Fuß- und Fingernägel. Es ist von unfassbarer Lebenskraft, was am Beispiel der Zellbildung verdeutlicht werden kann. Von den roten Blutkörperchen (Erythrozyten) sind in einem Kubikmilliliter 4,5 bis 5 Millionen enthalten, auf die Gesamtmenge von fünf bis sechs Liter Blut sind das rund 30 Billionen Erythrozyten. Mit ihrer Lebensdauer von circa 120 Tagen werden pro Sekunde etwa drei Millionen neue Erythrozyten gebildet. Ist das zu fassen? Wir werden auf diese Lebensfülle bei der Darstellung des gesunden Bluts wieder stoßen und sie detaillierter beschreiben.

Doch sei für sie noch ein weiterer Aspekt genannt, den jeder kennt. Mit dem Blut ist unser Leben so eng verknüpft, dass schon der Verlust eines Drittels den Menschen an die Grenze des Todes heranführt. Wir „verbluten“, wie es unsere Sprache so exakt ausdrückt.

Schauen wir zuerst auf die Fakten, welche die moderne, naturwissenschaftlich geprägte sogenannte Schulmedizin über das Blut kennt. Für ihr Wissen ist alles ausschlaggebend, was sich zählen, messen und wiegen lässt (Maß, Zahl und Gewicht). Deshalb folgen solche nüchternen Aussagen: Ein erwachsener Mensch hat im gesunden Zustand fünf bis sechs Liter Blut, von dem 85 Prozent im venösen System und nur 15 Prozent im arteriellen zu finden sind. Der Flüssigkeitsanteil wird Blutplasma genannt, es besteht zu circa 90 Prozent aus Wasser und enthält außer den Blutzellen Eiweiße, Salze, Zucker und zahlreiche sogenannte Spurenelemente. Durch den Eiweißgehalt ist es viskös, hat eine gewisse Zähigkeit. Bei den Zellen werden als Hauptvertreter rote und weiße Blutkörperchen (Leukozyten) und die Blutplättchen (Thrombozyten) unterschieden. Normale Zahlen der Leukozyten sind sechs- bis neuntausend im Kubikmilliliter Blut, bei den Thrombozyten werden hundertfünfzig bis dreihunderttausend als normal bezeichnet. Die Leukozyten werden noch einmal unterteilt in verschiedene Zellgruppen mit unterschiedlichen Aufgaben wie Granulozyten, noch einmal gegliedert in neutro-, eosino- und basophile, je nach ihrer Fähigkeit, sich im Labor zur Untersuchung anfärben zu lassen; und in die zweite große Gruppe der

Lymphozyten, die vor allem Aufgaben in der Immunabwehr haben. Typisch sind dann noch Monozyten, die ebenfalls in der Abwehr, zum Beispiel von Viren, tätig sind. Die Granulozyten sind mit etwa zehn Stunden enorm kurzlebig, die Lebensdauer der Thrombozyten und Monozyten beträgt etwa sieben bis zehn Tage. Lymphozyten dagegen leben etliche Monate. Auch bei diesen Zellen wird deutlich, in welcher Menge sie täglich nachproduziert werden müssen, um die für unsere Gesundheit notwendige Menge immer aufrechtzuerhalten.

Interessant ist, dass alle so verschiedenen Blutzellen aus einer gemeinsamen Stammzelle, dem Megaloblast, stammen, welcher im Grundgewebe (Mesenchym) des embryonalen Dottersacks entsteht. Er differenziert sich dann in drei Vorläuferzellen, aus denen durch weitere Differenzierung schließlich die Erythrozyten, Leukozyten und Thrombozyten entstehen. Die Zellbildung übernehmen ab dem zweiten Embryonalmonat zunächst die Leber, dann auch die Milz. Erst ab dem siebten Monat ist das blutbildende Knochenmark so weit, dass es mehr und mehr die Zellbildung übernimmt.

Auch die Blutplasmabildung erfolgt erst allmählich. Insgesamt wird die Blutbildung in der Embryonalphase als relativ spät beginnend bezeichnet. Nerven- und Knochenbildung erfolgen beispielsweise schon früher. Wie und wo das Blutplasma genau entsteht, wird in der Schulmedizin offengelassen. In einem medizinischen Lexikon steht zu dem Plasma nur, wie man es durch Zentrifugieren des Bluts gewinnt! Im Vorgriff auf die folgende Betrachtung unter Einbeziehung der anthroposophischen Anschauungen sei hier nur auf die Lymphflüssigkeit verwiesen.

Wichtig ist noch der Hinweis auf die Blutgruppen, womit auf unterschiedliche Eigenschaften hingewiesen wird. Es werden vier Hauptgruppen unterschieden, die wenig originell A und B, AB und 0 (Null) genannt werden. Sie haben zusätzlich noch feinere Unterscheidungen und verbinden sich mit einem weiteren Faktor, der wegen seiner experimentellen Entdeckung an einer speziellen Affenart als Rhesusfaktor bezeichnet wird. Ist er vorhanden, ist das Blut Rhesus-positiv, fehlt er, heißt es Rhesus-negativ. Die Erkennung der Blutgruppen wurde wichtig für therapeutische Blutübertragungen (Transfusionen) von Mensch zu Mensch, weil nur Gruppengleichheit eine gute Verträglichkeit wahrscheinlich macht. Es gibt eine weitergehende Typisierung der Menschen anhand der Blutgruppen, worauf in diesem Büchlein nicht eingegangen wird.

Wenden wir uns nun dem umfassenderen Blick zu, den die Verbindung von den schulmedizinischen Fakten mit den Anschauungen der anthroposophischen Menschenkunde ermöglicht.

Das gesunde Blut

In Übereinstimmung mit der Schulmedizin bezeichnet die Anthroposophische Medizin das Blut als ein „flüssiges Organ". Und auch die wichtigsten Aufgaben für den Gesamtorganismus werden übereinstimmend in Transport, Kommunikation, Immunabwehr und Gerinnungsfähigkeit gesehen. Alle nun folgenden Eigenschaften und Aufgaben des Bluts können jedoch nur unter Einbezug der geisteswissenschaftlich-anthroposophischen Anschauungs- und Erkenntnismethode entdeckt und anschaubar werden. Zwei solcher Anschauungen sollen die Voraussetzungen für den Lesenden schaffen, verstehen zu lernen, warum Blut ein so besonderer Saft ist.

Das Blut ist das einzige Organ, welches das Menschen-Ich in sich aufnehmen kann, ohne durch dessen geistiges Feuer verbrannt und zu Asche zu werden. Diese Fähigkeit hat das Blut, weil es selber keine physisch-mineralische Substanz ist, keinen allen anderen Organen eigenen physischen oder Stoffleib hat, sondern ganz im Lebensgeschehen des ersten unsichtbaren Leibs, dem Lebens- oder Ätherleib, verbleibt. Dem Blut ist eine Physis nur mit den roten Blutkörperchen eingefügt. In ihnen wird das Blut stofflich-physisch, was aber nur möglich ist, weil den Erythrozyten das metallische Eisen eingefügt wurde. Dieses primär vom Kosmos stammende, nicht-irdische Eisen verhindert, dass sich das Blut einschließlich seiner Zellen im Augenblick seines Entstehens sofort wieder vergeistigt, „ätherisiert“, wie Rudolf Steiner es nennt. Es verstofflicht sich erst in dem Augenblick, wo es den Körper verlässt, sei es durch eine medizinisch begründete Blutentnahme, sei es durch eine Verletzung. Und es ist typisch, dass es dann sehr rasch gerinnt. Zugleich entdecken wir das eigentliche Wunder, dass es das unter gesunden Bedingungen im Organismus nicht tut, obwohl doch alle für die Gerinnung verantwortlichen Stoffe (die Gerinnungsfaktoren genannt werden) in ihm vorhanden sind. Das ermöglicht das Wechselspiel von Ich und Blut. Ist dieses eine Ich-Trägersubstanz, hebt das Ich das Blut ständig in die Lebendigkeit des Ätherleibs.

Hierin entdecken wir den wesentlichen Unterschied zu allem Tierblut. Dieses ist in seiner

Natur noch viel stofflicher, weil sich ihm kein individuelles Einzel-Ich wie beim Menschen verbindet. Mit einem Satz von Rudolf Steiner: „Das Blut kann, wie es der Mensch hat, nirgends vorkommen als im menschlichen Organismus." Wenn hier also vom Blut gesprochen wird, ist immer das Menschenblut gemeint!

Wir tragen mit unserem Blut also eine fast überirdische Substanz in uns, welche unser Ich als Geistesmensch mit größter Behutsamkeit betritt, auf ihm schreitet, um das Bild des über die Wasser schreitenden Jesus Christus als Gleichnis wachzurufen. Das Blut vermittelt alle Ich-Impulse in die leiblich-seelischen Vorgänge unseres Organismus; es spiegelt dem Ich, was in dem komplexen Geschehen aller Organfunktionen, in ihrem Mit- und Gegeneinanderwirken geschieht. So ist das Menschen-Blut – wieder in der Sprache Rudolf Steiners ausgedrückt – ein unmittelbares Werkzeug des Ichs, ein „Mittelpunktsystem".

Kommen wir nun zu der typischen Gliederung der vier Ebenen des Menschenleibs, welche dem Ich seine Werkzeuge stellen, die es unter Vermittlung der gegliederten Seele für sein Wirken als Erdenmensch benötigt: die physischstoffliche Ebene, die lebensvermittelnde und funktionale Ebene (Ätherleib), die empfindend-beseelte Ebene (Empfindungsleib) und schließlich die individualitätsbildende, die eigentliche Ich-Ebene (Ich-Organisation).

Physisch-stoffliche Ebene

Es wurde schon gesagt: einen wirklich Physischen oder Stoffleib hat das Blut nicht. Es ist im Vergleich mit allen anderen Organen und Geweben nicht vier-, sondern dreigliedrig. Bilden sonst Lebensleib und Physischer Leib eine im Leben untrennbare Einheit, sind der „eigentliche“ Leib, so nimmt der Lebensleib des Blutes das Physisch-Irdische in Form der schon fast mineralischen roten Blutkörperchen in sich auf, gibt ihnen eine begrenzte Lebensdauer. Diese Erythrozyten sind nämlich als reife Zellen schon kernlos. Sie haben den Kern ausgestoßen und können sich nicht mehr durch Teilung vermehren. Sie sind ein im Leben schwimmender Kristall. Das zeigt auch ihre wunderschöne Formgestalt: etwas elyptisch-rund, eher flach (und glatt), in der Mitte auf beiden Seiten leicht eingedellt. Dazu die besondere Rotfärbung, die wir als ganz eigene Menschenfarbe, das Inkarnat, an der menschlichen Haut erleben können. Die Hauptsubstanz der Erythrozyten heißt Hämoglobin, ein Eiweiß, das in sich das Eisen birgt. Welches befähigt ist, den durch die Atmung aufgenommenen Sauerstoff der Luft an sich zu binden und ihn an jeden Ort im Organismus zu tragen, wo Sauerstoff gebraucht wird.

Dieses ursprünglich kosmische Eisen, ein Sternenmetall, in der therapeutischen Sprache deshalb Ferrum sidereum genannt, ist so kostbar, dass es ständig im Knochenmark vorrätig gehalten wird. Allerdings in seiner lebendigen oder eben ätherischen Form, die Ferritin genannt wird, das mit Berliner Blau angefärbt in wunderschönen Schleiern sichtbar gemacht werden kann. So kann es unmittelbar in neugebildete Erythrozyten eingebracht werden. Kristallisiert Ferritin, wird es zum fast erstarrten Haemosiderin, das zwar in seinen Kristallformen auch wunderschön aussieht, aber kaum wieder mobilisiert werden kann, abgelagert wird und die Eisenspeicherkrankheiten hervorruft, die hauptsächlich das Knochenmark selbst (sideroachrestische Anämien) oder die Leber betreffen (Haemochromatose). Werden wir embryonal wirklich noch aus der Sternenwelt mit Eisen versorgt, so muss der Erdenmensch nach der Geburt zunehmend sein Sterneneisen selber erzeugen, indem er mithilfe der Leber das mit der Nahrung aufgenommene, irdisch gewordene Eisen zu kosmischem Eisen re-transsubstantiiert.

Eingebettet ist diese physische Ebene des Blutes, die eben nicht mineralisch-irdisch wird, in das Kraftleibgeschehen, das der geistige Ich-Mensch als ein „Phantom“ bildet, wenn er sich den von Christus, Erde und Mensch vermittelten Auferstehungskräften verbindet. Dieser überphysische Stoffleib wurde durch den Auferstandenen am Ostersonntagmorgen für 40 Tage Menschen sichtbar, zuerst Maria Magdalena und den Zweien auf dem Weg nach Emmaus, dann auch den „Jüngern“, womit alle Frauen und Männer bezeichnet wurden, die einen engen Umgang mit Jesus Christus bis zu seinem Tod auf Golgatha gehabt hatten. Paulus sah diesen Phantomleib in seiner übersinnlichen Schau vor Damaskus, hätte aber nicht mehr wie zuvor Thomas seine Hände in die Wundmale legen können.

Wenn Sie als Lesende diesem Text offen gegenüberstehen können, werden Sie mit mir die tiefheilige Stimmung miterleben können, die bei einer solchen Betrachtung des Menschenblutes in der Seele aufsteigt. Nehmen wir die sakramentale Bedeutung des Blutes Christi hinzu, welches er in seiner Kommunion mit den Jüngern am Gründonnerstagabend verband, und mit der Erde am Karfreitag, als sein Blut vom Kreuze floss, dann bekommen wir eine gesteigerte Dimension im Verständnis des Wortes vom Mephistopheles: „Blut ist ein ganz besonderer Saft."

Ein weiterer Stoff neben Erythrozyten und Eisen, der das Blut mit der Erde verbindet, ist der Gerinnungsstoff Fibrinogen. Ohne auf die hochkomplexen Abläufe der Blutgerinnung näher einzugehen, ist Fibrinogen für unser Verständnis des Wesens Blut das eigentliche Erdeneiweiß. Es verbindet ähnlich wie das Eisen im Hämoglobin den Menschen mit der Erde. Bedenken Sie diese Aufgabe: ständig, Tag und Nacht, ein Leben lang in Bereitschaft zu sein, angestoßen durch Thrombin, einem weiteren der Gerinnungsfaktoren, wenn erforderlich in kürzester Zeit sich aus seinem lebendigen Zustand in den Gerinnungsstoff Fibrin zu verwandeln und damit zu sterben, um das sich nach außen verströmende Blut zu hindern, dass der Mensch verblutet. Einmal mehr stehen wir gemeinsam vor dem Wunder einer Schöpfung Mensch, das bei offener Seelenhaltung Staunen und Ehrfurcht in unser Bewusstsein trägt.

Lebensvermittelnde-funktionale Ebene

Sie wird durch den Lebens- oder Ätherleib repräsentiert. Es fällt schwer, bei dem flüssigen Organ Blut von Leibern zu sprechen. Und doch ist das Blut ganz durchdrungen von diesem ersten unsichtbaren Leib und seinen Gesetzmäßigkeiten, die sich in vielfältigsten Gliederungen zeigen. Mit Rudolf Steiner können wir sagen: Blut ist der vom Ich individualisierte Lebensleib. So ist das Blut die Quelle alles Lebens in unserem Leib. Es bildet dabei eine Polarität mit den Nerven, welche Organe des Bewusstseins sind. In Blut und Nerv stehen sich Leben und Tod (im Leib) gegenüber und sind zugleich eine Einheit, ist doch der Sinn des Todes, das nachdrängende Leben zu ermöglichen. So erstaunlich es auch klingen mag: aus dem vom Blut getragenen Leben entsteht alles, was wir Leib und Organismus nennen. Alle Organe entstehen aus den Bildekräften des Blutes. Der Plastiker, der hier tätig wird, ist das Ich. Dem viele helfende und schaffende Geister zur Seite stehen; diese wiederum unter Anleitung und Aufsicht der Geister der Form, der Exusiai. Uns können Worte aus dem Johannes-Evangelium begegnen, die von dem göttlichen Schöpfungswort sagen: „In ihm war das Leben, und das Leben war das Licht der Menschen." Dieses Licht strahlt vom Blut aus in die Seele und wird zur eigentlichen Substanz, aus der unsere Seele gewoben worden ist. Die Seele dankt dem Blut, in dem sie ihm die ihr ureigene Bewegung schenkt, die von den Geistern der Bewegung, den Dynamis, stammt. Diese von der Seele vermittelte Bewegung wird im Blut verwandelt zu einem gleichmäßigen Strömen, welches unaufhörlich ist, solange wir leben. Und welches die Besonderheit hat, immer zu seinem Ausgangspunkt zurückzukehren, immer bei sich zu bleiben, ganz Selbst oder Ich. Darin liegt das Geheimnis von Kreisläufen.

Das Strömen teilt das Blut allem Lebendigen mit, sodass der ganze Lebensleib vom Bewegtsein erfasst wird. So auf das Blut und sein Eingebettetsein in den ganzen Lebensleib geschaut, erleben wir die Lymphe. Rudolf Steiner stellt einmal Ärzten und Priestern die Frage: „Was ist eigentlich Lymphe?" Und gibt selber die Antwort: „Lymphe ist Blut ohne rote Blutkörperchen"! Lymphe ist Blut, das frei von Sterben und Tod ist, reines Leben. Diesen Aspekt des Bluts finden wir am unmittelbarsten im Blutplasma, dem flüssigen Blut ohne alle Zellen.

Diese Lymphe entsteht aus einem scheinbaren Nichts und verschwindet auch wieder in dasselbe. Ein Nichts, was in Wahrheit die Substanz der allmächtigen („omnipotenten“) Schöpfermacht ist. Oder – wie es Faust gegenüber Mephistopheles vor seinem Gang in die Erdentiefen zu den Müttern sagt: „In deinem Nichts hoff' ich das All zu finden.“ Ein anderes Bild für Nichts ist auch das Chaos, das schöpferische Potenz besitzt. Die Lymphe entsteht in einem feinstofflichen Gewebe, das wir Interstitium nennen, ein Zwischenraum, der aber nicht dreidimensional ist, sondern eben „nichts“. Christian Morgenstern lässt in einem tiefsinnigen Gedicht seinen Architekten daraus ein ganzes Haus bauen! Allerdings muss ein solcher Architekt vor den unerbittlichen Dogmen der Wissenschaft fliehen, um am Leben zu bleiben!

Die Lymphe entsteht also aus den Gewebespalten ganz peripherisch und macht sich aus allen Richtungen auf den Weg zum Zentrum, dem Herzen. Sie strömt „chaotisch“, erst ganz allmählich bilden sich kleine Rinnsale oder Bäche, die noch kein hüllendes Gefäß haben. Dann stellt sich ihnen in Knoten (Lymphknoten) eine Kraft entgegen, die sie aufhält und sie mit Zellen füllt. Nun bilden sich zum weiteren

Lauf kleine Gefäße, die allmählich zu einem großen Sammelgefäß zusammenlaufen, dem Ductus thoracicus, der in den Venenwinkel großer zum Herzen führender Gefäße (Angulus venosum) mündet. So verbindet sich die ständig neu gebildete Lymphe dem strömenden Blut, bildet dessen andauernden Nachschub, und „verschwindet" gleichsam in ihm, vom Nichts des Entstehens zum Nichts des Vergehens.

Durch dieses Nichts geht auch das fertige Blut, denn schauen wir auf den großen Blutkreislauf vom Herzen aus, so geht das rote, sauerstoffreiche Blut durch die Arterien in alle Peripherie des Organismus. Dabei werden die Gefäße immer kleiner und schließlich zu winzigen, mit Augen ohne Mikroskop nicht mehr sichtbaren Kapillaren, und in der äußersten Peripherie, am Ende aller Wege, in das Nichts der zu ernährenden Gewebe. Um dann aus ihnen wiederaufzutauchen, um als venöses System zum Herzen zurückzuströmen, kreislaufbildend. Dieser Übergang in der Peripherie von arteriellem zu venösem Blut, der keine direkte Gefäßverbindung hat, ist für eine mechanistische Auffassung nicht zu begreifen, wird deshalb auch nicht wirklich berührt, sondern mit einem möglichst nicht wahrgenommenen wissenschaftlichen Achselzucken verschleiert. Tatsache ist jedoch, dass in diesem Übergang das Blut, nun als Ganzes, das Nichts durchströmt und sich mit dessen Schöpferpotential auflädt. Erneut stehen wir Betrachtende voller Staunen und Ehrfurcht vor diesem Geschehen.

Dieser Plasma-Lymphe-Teil des Bluts ist damit der Träger aller dem Leben entstammenden, organbezogenen, alle Gewebe betreffenden Bildungskräfte. Diese machen den Lebensleib zu einem Bildekräfteleib, wie ihn Rudolf Steiner in späteren Jahren oft nannte. Damit wird er auch zum Quellort aller leiblichen Heilung, zum Träger der Gesundheit, aller regenerierenden Wiederherstellung oder Erneuerung. Ein ganz einfaches Anschauungsbild hierfür ist die alltägliche Wundheilung. Wichtige Vermittler dabei sind die weißen Blutkörperchen, die Leukozyten, speziell die sogenannten Granulozyten. Sie sind die zellulären Vermittler des Lebens, von unfassbarer Formbarkeit, sodass sie alle Gewebe im Durchwandern der Gefäßwände erreichen und mit Leben speisen können. Sie differenzieren sich in verschiedene Aufgabenbereiche, die später noch angeschaut werden sollen. In der Schulmedizin wird die Differenzierung nur äußerlich in der Unterschiedlichkeit ihrer chemischen Anfärbbarkeiten erfasst und in eosinophile, basophile und neutrophile Granulozyten unterteilt. Sie stammen alle aus dem Knochenmark, haben ihren gemeinsamen Ursprung in den Myeloblasten und werden in der Embryonalentwicklung zunächst aus Leber und Milz gebildet, ehe das Knochenmark zu ihrem Quellort wird. Im Erwachsenenalter können Leber und Milz diese frühe Bildetendenz reaktivieren, wenn das Knochenmark durch Erkrankungen unfähig wird, diese Zellen zu bilden (Knochenmarkaplasie oder auch Myelophtise genannt).

Ganz andere Aufgaben hat die zweite Familie weißer Blutzellen, die der Lymphozyten. Sie stammen vorwiegend aus dem Lymphgewebe, welches den Organismus durchzieht und sich in den schon angesprochenen Lymphknoten staut. In ihnen wird die Lymphe mit Lymphozyten angereichert. Sie sind Zellen der Abwehr, das meint die vom Ich ausgehende Intention der absoluten Integrität des Leibes, seiner Einmaligkeit, die Ausdruck des je einzigartigen Ichs als Individualität ist. Sie vermitteln dem Ich die Wahrnehmung von allem Fremden, das sich in den Organismus einschleichen will, ihn okkupieren oder gar zerstören möchte. Auf dieser Wahrnehmungsfunktion der Lymphozyten beruht der paradigmatische Grundlehrsatz der modernen Immunologie: „Das Selbst (Ich) erkennt alles Nicht-Selbst." Ich kann die Lymphozyten verbildlichend auch Sinnesorgane für das Ich nennen, zur Unterscheidungsfähigkeit alles Eigenen von allem Fremden. Hier ragt schon der Bewusstseinspol in den Lebensbereich, der hauptsächlich dem Empfindungsleib als Träger der zwölf Sinne entspricht.

Auch die Lymphozyten sind in verschiedene Aufgabenfelder differenziert. Neben der reinen Wahrnehmungsaufgabe gibt es zum Beispiel solche, die aktiv an der Vernichtung des Fremden beteiligt sind und dabei durchaus auch aggressive Seiten zeigen. Die oft martialische Sprache der Schulmedizin nennt sie Killer-Zellen!

Ein tiefes Geheimnis des Blutes und im engeren Sinne der Lymphe sei noch berührt, das nur angesprochen werden kann, weil Rudolf Steiner aus seiner Geistesforschung diesen Zusammenhang, damals ganz intern in einem Kurs für Ärzte und Theologen, mitteilte: über die Lymphe strömt unser zukünftiges Schicksal (Karma) in den Organismus und wird für das Ich anschaubar. Dass dieses ganz im Tiefenbewusstsein verläuft, ist sicher nachvollziehbar. Doch ist es für ein wirkliches tiefgreifendes Verständnis vom

Blut wesentlich, auch diesen Zusammenhang zu kennen und damit eine noch viel tiefere Bedeutung der Worte des Mephistopheles zu durchschauen: Faust kettet seine Zukunft an das Wesen des Bösen, oder – wie es früher hieß – verkauft dem Teufel seine Seele. Die ganze Dimension eines solchen Geschehens kann hier nicht dargestellt werden, aber doch so viel: im Blut gibt es einen organischen Ort, an welchem das Ich vor der immer neuen Entscheidung steht, welchen Kräften der geistigen Welt es sich verbinden will, welcher geistigen Führung es sich anvertrauen wird.

Empfindend-beseelte Ebene

Ist der Lebensbereich im Blut Quelle allen Lebens im Organismus, so ist der Empfindungsleib im Zusammenwirken mit der Empfindungsseele („Astralleib“) Träger aller Wahrnehmungen, die er dem Ich vermittelt. Rudolf Steiner wählte für diese Aufgabe in seinen Prager Vorträgen zu einer okkulten („spirituellen“) Physiologie das sprechende Bild einer Tafel: der *Bluttafel.* Auf diese wird – und zwar auf beide Seiten – alles aufgeschrieben, was der Organismus in seinem

Verhältnis zu der Welt außer ihm, und in dem Verhältnis zur eigenen Innenwelt erlebt und empfindet. Zwölf solche Wahrnehmungsorte als Sinne und ihnen zugeordnete Organe hat Rudolf Steiner nach jahrzehntelanger Forschung in eine Ordnung gestellt, die dieses nach außen und nach innen Gerichtetsein verstehen lässt. Diese zwölfgliedrige Sinnesorganisation durchzieht den ganzen Organismus. Sehen, Schmecken, Hören und so weiter sind nicht lokal begrenzt: der ganze Organismus sieht, schmeckt, hört. Jeder Sinn hat einen organischen Mittelpunkt: so der Geschmacksinn in der Leber, der Geruchsinn in der Niere, der Hörsinn im Herzen. Doch durchwirkt die jeweilige Sinnestätigkeit sphärisch den ganzen Organismus, an allen Orten sind alle Sinne wirksam. Und diese Sinfonie der Sinne wird noch dadurch umfassender, weil Sinne zusammenwirken und so Wahrnehmungen ermöglichen, die der einzelne Sinn nicht bilden kann.

Hier ist nicht der Ort, eine spirituelle Sinneslehre darzustellen, hier soll nur erkannt werden, wie der so unfassbar umfangreiche Wahrnehmungsorganismus vom Blut in allen seinen Einzelheiten aufgenommen und dem Ich präsentiert wird, welches so Tag und Nacht immer

Einblick und Überblick hat, was in seiner „Werkstatt“ Leib und seinem „Orchester“ Seele geschieht. Und wie beide das Ich mit der Welt außer ihm, dem „Nicht-Selbst“, verbinden. Denn Wahrnehmen ist nicht nur an das Wachbewusstsein gebunden, sondern zu seinem größten Teil an den Schlaf, der ein andauernder ist, den äußeren Schlaf übergreifend. Im Willen zum Beispiel schlafen wir immer, heben Anteile davon ins Wachbewusstsein, doch der größte Teil bleibt verborgen. Jeder Mensch wird zustimmen, dass er nichts davon wach erlebt, was an Stoffwechselvorgängen zum Beispiel in seiner Leber geschieht, was eigentlich vor sich geht, wenn ein Muskel bewegt wird.

Das Bild der Bluttafel ist so sprechend! War sie doch für lange Zeiträume Begleiter der Menschheit, um etwas Erfahrenes oder Mitgeteiltes festzuhalten. Besonders in der Schule war die Tafel von doppelter Bedeutung: die große für die Lehrenden, die kleinen für die Lernenden. Es mag auch unser Blick auf die Besonderheit fallen, dass Rudolf Steiner bei seinen Vorträgen gerne eine Tafel nutzte, um die Inhalte zu verbildlichen. Und eine wichtige Funktion einer Tafel ist auch: man kann nicht nur etwas auf sie schreiben oder malen, man kann es auch wieder löschen!

Diese Funktion führt uns zu der Gedächtnisbildung und der Erinnerungsfähigkeit. Für beides ist die empfindend-beseelte Ebene des Blutes mitverantwortlich. Keine moderne Wissenschaft vom Blut (Hämatologie) beschreibt oder erforscht diese Eigenschaften des Blutes. Dabei sind sie von zentraler Bedeutung für unser Menschsein als Ich.

Es taucht die Frage auf: wer schreibt das alles auf die Bluttafel, wer entscheidet, was und wann es wieder gelöscht wird? Macht das das Ich selbst? Was doch eher unwahrscheinlich ist, ist es doch das Empfangende der Wahrnehmungsbotschaften, nicht das Produzierende. Der Lehrende selbst schreibt doch auch nicht auf die Tafel, um zu verstehen, was er schreibt, sondern um einem anderen etwas zu vermitteln. Wer also beschreibt die Bluttafel und wer löscht sie wieder, indem er das Geschriebene in das Gedächtnis überleitet? Wieder taucht der Gedanke auf: Blut ist ein ganz besonderer Saft. Im Blut erleben wir eine Schwellensituation: in ihm reichen sich der Erdenmensch und der Geistesmensch die Hände, im Blut sind sie Eins. Dem Geistesmensch zur Seite steht der Engel, der seit langen Zeiten andauernder Begleiter des individuellen Menschen ist. Der Engel wirkt über die empfindend-beseelte Ebene des Bluts. Er ist Helfer für den individuellen Geistesmenschen, dem Erdenmenschen die vielfältigen Sinneseindrücke wahrnehmbar zu machen. Wobei wir auch denken dürfen, dass der Engel ein gewisses Maß an solchen Eindrücken zurückhalten kann, sie quasi aussortiert, wenn solche das Ich überfordern oder ihm direkt schaden würden. Eine schützende Aufgabe, die auch dazu beigetragen hat, diesen Engel einen Schutzengel zu nennen. Wir werden diesem Geschehen auf der Ich-Ebene des Blutes wieder begegnen.

Es gibt ganz besondere Zellen im Blut, die sich dem bisher Beschriebenen zur Verfügung stellen, die so etwas wie eine leibliche Grundlage für dieses hochgeistige Geschehen bilden. Sie heißen Plasmazellen und werden herkömmlich mit der Produktion von Abwehrstoffen, sogenannten Antikörpern, in Verbindung gebracht. Sie gehören also zur Abwehrfunktion des Immunsystems. Sie sind relativ große und wunderschön anzusehende Zellen, charakterisiert durch die „radiäre" (strahlenförmige) Struktur ihres Kerns. Mit einem kindlichen Blick könnte ich auch sagen: sie strahlen von ihrem Mittelpunkt aus wie die Sterne oder die Sonne. Sie sind Lichtstrahler, von ihnen wird das Licht vermittelt, was gebraucht wird, um Sinneseindrücke wahrzunehmen und ihrem Wesen entsprechend zu identifizieren. Sie tragen ihr Licht in die Finsternis der Welt, die sowohl Organismus als auch umgebende Natur und Kosmos meint.

Auch die Plasmazellen sind ein Aspekt dessen im Blut, was in anderen Organen ein gestaltbildender Physischer Leib ist. Dieser manifestiert sich im Blut in bewegten Zellen, welche die eigentliche Dreigliederung von Leben, Empfindung und Immunität durchdringen. Die Plasmazellen sind dabei besonders mit dem Engel und seinen vielfältigen Helfern verbunden, sind kleine Schiffchen, auf denen diese helfenden Wesen im Blut den ganzen Organismus durchwandern.

Vielleicht sind Sie als Lesende jetzt irritiert, denn nirgendwo in aller äußeren Bildung finden sich solche Beschreibungen für das Blut. Doch kommen wir nicht zu einer wirklichen, von Staunen und Ehrfurcht getragenen Anschauung dieses besonderen Safts, wenn wir nicht den Schritt in eine reale Einbeziehung solcher dem Menschen eng verbundenen geistigen und damit unsichtbaren Wesen wagen. Jeder von uns braucht die weisheitsvolle Hilfe dieser Wesen, denn als Ich-Mensch sind wir selber noch auf einer kindlichen Stufe, wo im äußeren Leben auch Helfer wie Eltern, Erzieher, Lehrer oder Geschwister notwendig sind.

Außer dieser zentralen Funktion für alle Wahrnehmungsvorgänge hat das Blut auch eine wichtige Aufgabe für die Verbindung von Ich und Empfindungsseele. Es lässt uns, unser Ich, die Emotionen wahrnehmen! Diese sind Anteil der Empfindungsseele und vermitteln sich dem leiblichen Organismus, im Wesentlichen für unser waches Ich ganz unbewusst. In Verbindung von Blut und Empfindungsseele trägt diese ihre Grundkräfte von Sympathie und Antipathie überall hin, sie sind wichtige Kräfte im Immunsystem, in der Verdauung, in der Atmung, letztlich in allen Organfunktionen. So folgen alle Einscheidungen, alles was wir aufnehmen, den Triebkräften der Sympathie, entsprechend alle Ausscheidungen oder Absonderungen, zum Beispiel auch die Drüsensekrete, Triebkräften der Antipathie. Selbst eine bewusste Gedankenbildung setzt gesunde Triebkräfte der Antipathie voraus, ist in diesem Sinne eine Absonderung! Neben der Triebkraft sind Leidenschaft, Instinkte und Begierden weitere Kräfte der Empfindungsseele. Auch sie verbinden sich mit ihren Grundkräften der Sympathie und Antipathie und sind damit ebenfalls im ganzen Organismus, in jedem Organ wirksam.

Wir müssen uns hüten, den genannten Begriffen negative Bedeutungen zu geben. Sie sind alle unverzichtbar für unser Ich, um als starker Erdenmensch zwischen Geburt und Tod die eigene Entwicklung voranzubringen. Nehmen wir als Beispiel die Begierde. In diesem Wort verbirgt sich das Begehren. Dieses ist die Voraussetzung für unser Ich als Geistesmensch, wieder einen Leib und eine Seele für ein neues Erdenleben zu bilden und zu ergreifen, was wir Inkarnation nennen. Es ist wirklich ein Begehren, was uns aus der Geisteswelt zwischen dem Tod und einer neuen Geburt zu einem nächsten Erdenleben *treibt*. Das Ich begehrt ein bestimmtes Elternpaar, einen bestimmten Ort und Zeitpunkt der Geburt (auch wenn es heute immer weniger so eintrifft). So ist unser ganzes Erdenleben durchwoben von dieser Kraft des Begehrens, alles Lernenwollen stammt daraus. Es bildet die Mitte dieser Empfindungsseelenkraft. Diese kann sich vereinseitigen: nach der einen Seite wird sie zur Gier, ihre Verbindung mit reiner Sympathie, auf der anderen Seite reiner Antipathie zum Ekel. Und beide Einseitigkeiten können genauso wie ein gesundes Begehren in jedem Organ auftreten und bilden dann, werden sie nicht wieder von ihrer Mitte eingefangen, den Boden fürs Krankwerden. Wieder ein erklärendes Beispiel: bei den allergischen Erkrankungen bieten die „feuchten“, exsudativen Erkrankungen, zum Beispiel der Heuschnupfen oder nässende Ekzeme, die sympathische Einseitigkeit des Begehrens, eine Gierigkeit; die Einseitigkeit der Antipathie äußert sich zum Beispiel in der Neurodermitis oder im Asthma bronchiale, wenn die Verkrampfung im Vordergrund ist. Im Volksmund ausgedrückt heißt diese Zweiheit von Gier und Ekel: „Ich habe dich zum Fressen gern“ und „Ich kann dich nicht riechen“. Denn Schmecken (Leber) und Riechen (Niere) sind tragende Wahrnehmungskräfte solchen Geschehens.

So könnte ich für jede dieser Seelenkräfte darstellen, wie sie im Organismus tätig werden, in welcher Weise sie sich in den Organmanifestationen modifizieren, wie ihre Einseitigkeiten zu Krankheiten führen. Doch geht es hier um das Verständlichmachen des Wesens Blut und seinen differenzierten Aufgaben und Funktionen für unser Ich. Und in diesem Abschnitt um seine Beziehung zur Welt der Wahrnehmungen und der Empfindungen, die mit dem modernen

Wort Emotionen gut beschrieben werden. Wenden wir uns nun noch der eigentlichen Ich-Funktion des Blutes, seiner vierten Ebene, zu.

Individualitätsbildende Ich-Ebene

Diese, dem Ich unmittelbar zugewandte Ebene des Blutes könnte ich mit Rudolf Steiners Begriff eine *Ich-Organisation* nennen. Denn von diesem Aspekt des all-einen Ichs organisiert es seine Werkstatt Leib mit allen ihren Werkzeugen, die wir Organe nennen (organon, griech. = Werkzeug). Dazu muss es seine Werkstatt betreten und die Werkzeuge in die Hände nehmen. Es muss, ja es will den Leib bis in seine Materialität oder Substanzialität hinein ergreifen, um mit ihm – und natürlich auch der Seele – seinen vorgeburtlich gefassten Lebensplan zu verwirklichen. Was bedeutet, an sich selbst und an der Welt denkend, empfindend oder fühlend und handelnd zu *arbeiten*. Als rein geistiges Wesen, einer Flamme gleich, zerstört es jedoch alle Stofflichkeit, wenn es sie unmittelbar ergreift. Das habe ich schon einleitend gesagt. Es braucht Vermittler seiner Intentionen, und eine solche Vermittlerin ist das Blut.

Und wieder sind es primär ganz bestimmte Blutzellen, die der Aufgabe dienen, Träger der vermittelnden Ich-Kräfte zu sein. Es sind dies die Thrombozyten oder Blutplättchen, die aus der ganzen Evolution des Menschen-Ich heraus zu diesem eine innige Verbindung haben. Sie werden von einer besonderen Zelle gebildet, die wegen ihrer ungewöhnlichen Größe Megakaryozyt genannt wird. Diese Zelle bildet in ihrem mütterlichen Leib Abertausende der kleinen Plättchen, die ständig mit dem Blut durch den ganzen Organismus strömen. Sie sind „hellwach", denn sie vermitteln bis in die Physis hinein dem Leib die Botschaften und Aufträge des Ichs, sind seine Botschafter, die aber auch sein Wesen in jeden Winkel des Organismus tragen und dort einprägen, was wir *individualisieren* nennen. Ein gesunder Leib ist bis in jede einzelne Zelle hinein individuell, einmalig oder unverwechselbar. Diese fast unglaubliche Tatsache ist „ungewollt" in der modernen Medizin durch die Organtransplantationschirurgie *bewiesen* worden. Als chirurgisch die Techniken erarbeitet waren, fremde Organe in einen Organismus als Ersatz eines schwer erkrankten, funktionsunfähigen Organs zu übertragen, wurde die glänzende Arbeit der Chirurgen vom Organismus missachtet, indem er schnellstmöglich das übertragene Organ wieder abstieß, eliminierte. Die Ich-Organisation, die sich auch im Immunsystem manifestiert, erkannte sofort: „das bin Ich nicht"! Erst als es gelang, Medikamente zu entwickeln, die diese Abstoßungskraft des Ichs mittels seines Immunsystems unterdrückten (die sogenannten Immunsuppressiva), wurde die Transplantationsmedizin zu einer Erfolgsgeschichte.

Dieses Einschiebsel soll bezeugen, dass die Aussage, „bis in die einzelne Zelle hinein ist jeder Menschenleib individuell" stimmt, ja ich kann sagen, evidenz-basiert wissenschaftlich bewiesen ist. Dass dies dem Ich möglich wird, setzt die Tätigkeit der Thrombozyten voraus. In der Schulmedizin reduziert sich das Wissen über sie auf ihre Funktion der Blutgerinnung, welche sie initiieren. Das ist völlig richtig, aber nur ein Zipfel ihrer Tätigkeiten.

Die Blutgerinnung bildet ein nicht wirklich fassbares Gleichgewicht, oder – mit einem sprechenden Wort – *Äquilibrium*: der Tendenz des Blutes, sich zu vergeistigen („ätherisieren"), vom Physischen aus gesehen, sich aufzulösen (Hämolyse): und der Gegenkraft, irdisch-stofflich zu werden, zu gerinnen und einen Thrombus, einen „Blutklumpen" zu bilden. Wieder begegnen wir der Polarität von Geistesmensch und Erdenmensch. Und erleben das wunderbar labile und auch geistesgegenwärtige Gleichgewichtsbilden dieser zwei einander widerstrebenden Tendenzen. Im hochkomplexen Wesen der Blutgerinnung haben wir den Kern der Einheit Mensch, die sich in die Zweiheit von Geistesmensch und Erdenmensch polarisiert. Als Pole bilden sie mit der sie ständig ausgleichenden Mittekraft eine Dreiheit, ein trinitarisches Prinzip. So ungewöhnlich das ist, so unwirklich für das „gewöhnliche", von einer ganz auf das Sinnlich-Äußere gerichteten Wissenschaft geprägte Denken, so muss dieses Bild der Dreiheit, des trinitarischen Zusammenwirkens doch wesenhaft angesprochen werden, soll uns das Wesen des Bluts ganz verständlich werden.

Ich werde es hier nur andeuten, ausführlicher wurde es in dem Buch *Mit Widar Zukunft schaffen* (zusammen mit Steffen Hartmann) dargestellt. Auf der Ich-Ebene des Blutes wirken als ständige Begleiter, Helfer und Schützer Christus mit Michael und Widar zusammen: Widar in den Kräften der Lymphe, zukunftstragend, im übergeordneten Sinne im venösen Schenkel des Blutkreislaufs; Michael mit den Kräften des kosmischen Sterneneisens (Ferrum sidereum) im roten Blut, mit den Vergangenheitskräften wirkend, im arteriellen Schenkel. Beiden kann auch eine Wirkens-Richtung zugesprochen werden: Michael wirkt von Oben-Hinten zum Herzen, Widar ebenso von Unten-Vorne. Im Herzen selber und zugleich den Organismus als Plasma durchströmend wirkt der Christus, der Bewirker aller Gleichgewichtskräfte und -zustände in Mensch und Kosmos. In den Schlussworten einer sehr intimen Meditation für Ärzte und Priester, die Rudolf Steiner vermittelte, wird dieses Geschehen so ausgesprochen:

> „Christus führt nach unten und nach oben,
> Harmonisch Geistesmensch in
> Erdenmenschen zeugend."

Ein weiteres Mal: lässt nicht ein solches, wesenhaftes Verstehen des Wesens *Menschen-Blut* Mephistopheles Worte vom ganz besonderen Saft erst ganz und gar verstehen? Erfordert solches Verständnis dann nicht auch, dass wir dem Blut mit heiliger Scheu begegnen?

Zusammenschau

Wir haben nun das gesunde Blut in seinen verschiedenen Ebenen angeschaut und gedanklich jede Ebene gesondert in ihren Besonderheiten und Funktionen beschrieben. In der Wirklichkeit existiert eine solche Trennung natürlich nicht, ist das Blut, so wie der Mensch selbst, eine Ganzheit, doch nicht als Mischung, sondern als höhere Ordnung. Die aus alten Zeiten stammende Naturheilkunde hatte den Begriff Ordnungsmedizin, worunter sich heute sicher nur wenige Ärzte etwas konkret vorstellen können. Doch ist Ordnung, das heißt alles am rechten Ort, zu rechter Zeit und im richtigen Maß seiner Intensität, ausschlaggebend für das, was wir Gesundheit nennen. Die keine andauernde oder gegebene ist, sondern immerfort neu errungen und gebildet werden muss. Eine Ich-Funktion, bei der viele Helfer mit tätig sind, von denen einige angesprochen wurden.

Es ist im Organismus wie in unserer äußeren Welt: immerzu wird die Ordnung durcheinandergebracht und muss wieder neu geordnet werden. Was – auf den Organismus übertragen – vor allem eine Funktion des Schlafes ist. Auch wenn wir kaum etwas davon ahnen, so sind wir im Schlaf oft viel aktiver tätig, als wir es am Tage im Wachbewusstsein waren. Die Kraft, Ordnung immer wieder herzustellen, im Ordnen nie zu erlahmen, wird dem Ich vom flüssigen Organ Blut zur Verfügung gestellt. Mit dem Blut kann das Ich fast jeden Ort im Organismus erreichen, an ihm tätig sein, ihn mit seiner Individualität prägen. Und den Plan des Erdenlebens realisieren, was sich über das ganze Leben gesehen dann als Biografie, das Kunstwerk eines individuell-gestalteten Lebens sichtbar macht. Diese Sinnhaftigkeit des Blutes als Ich-Diener zu entdecken und dankend wahrzunehmen, kann veranlassen, sich Gedanken zu machen, wie ich diesen Dank ausdrücken kann.

Kann ich das Blut pflegen?

Das Blut lässt sich nicht so direkt pflegend beeinflussen wie die großen Organe Lunge, Leber, Nieren und Herz. Es ist – wie beschrieben – ein sehr dem Geistigen zugewandtes Organ, und es ist außerdem allem im Organismus übergeordnet und zugleich dienend. Und doch sind es zwei Elemente, die für das Blut und seine Gesundheit ausschlaggebend, die ihm zugehörig sind, und auf die wir pflegend Einfluss nehmen können: die schon angesprochene Ordnung und der allem Leben und aller Gesundheit innewohnende Rhythmus. Beginnen wir mit der Ordnung.

Diese wurde unserem Kosmos und damit auch Erde und Mensch durch den Schöpferwillen eingewoben. Im Bilde der mosaischen Schöpfungsgeschichte ist es das Siebentagewerk Gottes: die sechs Tage des Schaffens, und der siebte Tag der beschaulichen Ruhe. Diese aller Schöpfung und ihrer Evolution zugrundeliegende Zahl Sieben ist Ausdruck aller Ordnung.

Ganz wichtig auch, dass Gott das Geschaffene zum Abschluss betrachtete „und sah, dass es gut geworden war“. Alle Ordnung ist Ausdruck des Guten, so sehr diese Feststellung auch überraschen mag. Das Ungute oder Böse, das der Schöpfung Widerstrebende ist Verursacher von Unordnung. Als Arzt kann ich auch sagen: Ordnung ist die Voraussetzung von Gesundheit, alle Unordnung ist Quelle des Krankseins!

Es ist sehr wichtig für alles Verständnis des hier Dargestellten, von der Voraussetzung auszugehen, dass wir Menschen auf dem Weg unserer Bestimmung, Freiheit zu entwickeln, aus der göttlichen oder kosmischen Ordnung ausgestoßen wurden. Die biblische Geschichte von der Versuchung Adam und Evas, dem Sündenfall, der Vertreibung aus dem Paradies, zeigt dieses Geschehen, das sich vor Urzeiten ereignete und uns Menschen von der göttlichen Ordnung trennte und in die Chaotik oder Unordnung einer Evolution der Freiheit entließ. Ein bewusster Akt des Schöpferwillens, bei dem das Böse zwar Mittler wurde, aber nicht Verursacher. Gott sonderte den Menschen aus seiner Welt reinen Geistes in eine Erdenwelt, die als Mikrokosmos Abbild seines Makrokosmos ist. Um immer selbstständiger zu werden, selbstbestimmter. Aus dieser Sonderung stammt das Wort *Sünde*, welches zunehmend konfessionell instrumentalisiert wurde und des eigentlich ihm innewohnenden göttlichen Willens beraubt. Dieser wollte, dass der Mensch durch die Trennung fähig wurde, sich eine eigene Ordnung zu geben, durchaus nach dem Vorbild der makrokosmischen Ordnung.

Und damit sind wir bei der Antwort zur Pflege oder helfenden Unterstützung des Bluts: sich, seinem Leben eine eigene Ordnung zu geben und diese so zu gestalten, dass sie mit den unendlich vielen individuellen Ordnungen anderer Menschen eine Verständigung findet, die sich als sozialer Organismus zeigt. Dafür gibt es zahlreiche Beispiele in der Arbeits- oder Verkehrswelt, die jeder kennt. Die lange auch allgemein gültig waren, ob in der Familie zum Beispiel gemeinsame Essenszeiten, ob in der Arbeitswelt Beginn und Ende der Arbeit, Öffnungszeiten von Geschäften und Behörden und so vieles mehr. Auch solche lange selbstverständlichen, „übergeordneten" Ordnungen wie eine Sechstagewoche sind inzwischen verlassen worden, Willkür und vor allem immer neue Ver-Ordnungen beherrschen das soziale Leben und haben es zunehmend chaotisch gemacht. Umso aktueller ist die Forderung, sowohl im individuellen Leben wie auch im sozialen Miteinander aus Freiheit und Einsicht geschaffene Ordnungen herzustellen, die dann eine Gesetzmäßigkeit statt Beliebigkeit bekommen. Und sofort sträubt es sich im Menschen: Gesetze anstelle von Freiheit? Nein, sondern sich aus Freiheit eigene Gesetze geben und diese in Einklang zu bringen mit denen anderer Menschen, mit denen das eigene Leben verbunden ist.

Das Organ Blut ist durch die Unordnung oder Chaotik modernen Lebens sehr belastet, die zunehmende Chronifizierung von Krankheiten kann dafür Beispiel sein. Im Blut liegen doch die Heil- oder Gesundungskräfte, von denen aber immer weniger zur Verfügung stehen, weil das Blut sie zum Erhalt oder zur Wiederherstellung der eigenen Gesundheit benötigt.

Wesentliche, sich selbst verordnete Gesetzmäßigkeiten können sein: geordnete Mahlzeiten, Schlafenszeiten oder Erholungs- oder Ruhezeiten einer gleichsam göttlichen Beschaulichkeit des Geschaffenen, Erlebten, Versäumten und so weiter. Große Helfer der selbst entschiedenen Ordnungen sind das Gebet oder die Meditation. Wie selbstverständlich waren dem Christen die verschiedenen Gebetszeiten, welche zum Beispiel das klösterliche Leben bestimmten, aber auch als Tischgebet vor dem Essen im Familienleben präsent waren. Wie stark geprägt von diesen Ordnungen ist heute noch zum Beispiel der Islam. Wo aus Mangel an Verbundenheit mit einer Religion das Gebet nicht mehr selbstverständlich ist, kann die moderne Welt der frei gewählten Meditation an seine Stelle treten. Im Ideal können beide zusammenwirken: das Gebet als eine übergeordnete, überpersönliche Form sich mit der Welt, mit Gott zu verbinden, zu kommunizieren; die Meditation mehr zur persönlichen Bildung, zum Vorankommen in seinen Lebensschritten Richtung eines erstrebten Ziels; letztlich aber auch, um sich als Erdenmensch wieder dem Ursprung im Geiste zu verbinden, Kommunion im eigentlichen Sinne.

Ist für die Welt der Erwachsenen ein bewusstes Schaffen von individuellen und gemeinschaftlichen Ordnungen für die Blutgesundheit von größter Bedeutung, so ist das Erlernen von Ordnung für das Kindesalter ein Erziehungselement. Ein spielendes Kind schafft ganz natürlich Unordnung. An ihr kann es dann lernen, aus eigenem Antrieb und Kraft eine Ordnung wiederherzustellen. Das ist eine große Kraftquelle, sowohl zur anhaltenden Gesundheit im späteren Leben als auch zu einer gesunden Individualgestaltung der aus dem Erbstrom veranlagten Organe. Es ist deshalb ein schlimmer Fehler, vom Kind geschaffene Unordnung an dessen Stelle aufzuräumen, was viel zu oft geschieht. Es ist auch von großer Bedeutung, dem Kind eine soziale Ordnung durch ein geordnetes Familienleben vorzuleben.

Und nun zum Rhythmus. Beim aufmerksamen Lesen wird schon angeklungen sein: Ordnung geht gar nicht ohne Rhythmus. Ordnung und Rhythmus gehören zusammen wie Tag und Nacht. Rhythmus liegt allem Leben zugrunde, so auch einer dynamischen Gesundheit. Längst existiert eine hochwissenschaftliche Rhythmusforschung in der Medizin, die Chronomedizin. Längst sind durch sie Ordnungen von Rhythmen im menschlichen Organismus entdeckt und beschrieben worden (z.B. die sogenannten Organ-Uhren, wann welches Organ seine höchste Schaffenszeit hat und wann seine Ruhezeiten). Doch mit unfassbarer Ignoranz arbeitet die Medizin bis heute ohne jede Rücksichtnahme auf diese Wissenschaftsergebnisse. So wird ohne Beobachtung der organismuseigenen Rhythmen operiert, werden Arzneimittel so verordnet, dass sie gegen die „innere Uhr“ wirken. Und dann wundert man sich über die Fülle der Nebenwirkungen oder auch ausbleibenden Wirkungen. Das gilt nicht nur für die Schulmedizin, sondern genauso für die komplementären Medizinsysteme, von denen Anthroposophische Medizin, Homöopathie und Phytotherapie als besondere Therapierichtungen im deutschen Arzneimittelgesetz extra aufgeführt werden.

Auch der Schulalltag zeigt heute keine Verbindung mehr zum rhythmischen System im Menschen, noch weniger das Arbeitsleben. Man weiß von den Schäden, die ein Arbeiten gegen die inneren Rhythmen hervorrufen kann. Bekannt ist der Jetlag bei interkontinentalen Flügen, das höhere Krankheitspotential von Flugpersonal, die Belastung des Schichtdienstes, von Akkordarbeit. Deshalb müsste jeder Mensch die Pflege des Rhythmus oder von Rhythmen (ebenso wie zuvor selbst Ordnungen zu schaffen) in seine eigenen Hände nehmen, sie zur eigenen Aufgabe machen. Interessant, dass Rudolf Steiner in seiner zeitlich weit vorausschauenden Eigenschaft ein „Mittel“ schuf, das er Eurythmie nannte: „schöner“ oder „heilsamer“ Rhythmus. Ganz sicher ist die Eurythmie eine der stärksten Korrekturmittel des modernen arrhythmischen

Lebens. Es gibt gerade auch aus der Chronomedizin wissenschaftliche Studien, welchen gesundenden Einfluss eine regelmäßig ins Arbeitsleben eingefügte Eurythmie nimmt, indem sie zum Beispiel die Häufigkeit von Arbeitsunfällen vermindert.

Doch lässt ja gerade unsere Zeit unmittelbar erleben, wie unfähig die Gesellschaft und die sie bestimmenden Mächtigen sind, ein soziales Leben so zu gestalten, dass in ihm der Mensch und seine Gesundheit ein zentrales Anliegen sind. Der Mensch muss deshalb in die eigene Verantwortung nehmen, die Arrhythmik des modernen Lebens auszugleichen. Das kann er durch die schon genannte Eurythmie, wo regelmäßig zehn bis fünfzehn Minuten am Tag „Wunder wirken" können. Das kann er jedoch auch durch selbstgewählte Ruhe- und Entspannungspausen, die er rhythmisch dem Tag einfügt. In denen er sich wieder Gebet und Meditation zuwendet, oder auch nur ein Gedicht erarbeitet und über längere Zeit immer wiederholt. Indem er einen bestimmten Baum aufsucht und über das Jahr dessen Rhythmus miterlebt, oder ihm etwas von sich erzählt, etwas vorliest oder singt. Indem er sich jeden Abend vor dem Schlafengehen Zeit nimmt, auf den Tag zurückzuschauen und im inneren Ausgestalten das Wesentliche herausarbeitet und Unwesentliches aussondert, einem Gedanken-Tagebuch gleich.

Wie viele Beispiele könnten hier ausgeführt werden, habe ich meinen Patienten immer individuell, ihre Besonderheit achtend, angeraten. Die eigene Fantasie soll hier frei walten können, herauszufinden, was in das konkrete Leben, in die eigene Welt am besten passt oder sich einfügen lässt. Je persönlicher, desto besser. Entscheidend ist das Tun, die Treue zum regelmäßigen Tun. Wieder muss darauf hingewiesen werden, wie hoch die Verantwortung der Erwachsenen für die Kinder ist, für die alle Arrhythmie wirkliches Gift ist und ein gelebter Rhythmus Segen.

Wie immer bei unseren Organbetrachtungen soll dieses Kapitel zur Pflege des Organs Blut auch Arzneimittel nennen, welche die eigenen Bemühungen ergänzen oder auch einmal an ihre Stelle treten können.

Anaemodoron und Cardiodoron

Beide Arzneimittel sind Typenmittel der Anthroposophischen Medizin, womit gesagt wird, dass sie auf einen Typus von Krankheit hin komponiert wurden, oder auch mit Blick auf das Wesen eines Organs. Für *Anaemodoron* bezieht sich dieser Blick auf das flüssige Organ Blut. Der Name kann irreführen, denn er scheint zu sagen, dass mit diesem Mittel die Anämien behandelt werden könnten, welche herkömmlich auch Blutarmut genannt werden. Doch mangelt es ja bei Anämien nicht an Blut, sondern diesem mangelt es an roten Blutkörperchen. Deren Neubildung kann zwar durch Anaemodoron auch angeregt werden, doch ist diese Wirkung eher zart. Die eigentliche Wirkrichtung ist die Befähigung des Gesamtorgans Blut, Ich-Träger und -Diener zu sein. Vielleicht müsste Anämodoron deshalb richtiger Haemodoron oder auch Sanguidoron heißen.

Diese vielleicht als spitzfindig empfundenen Gedanken leiten uns zu der Frage an das Arzneimittel: „Wer bist du? Was befähigt dich, dem Blut zu helfen, wenn es Hilfe braucht?" Zwei Pflanzen hat der Pharmazeut in ihm miteinander verbunden: die *Walderdbeere* (Fragaria vesca) und die *Brennnessel* (Urtica dioeca). Während von dieser die ganze Pflanze, also einschließlich der Wurzel, verarbeitet wird, werden von der Walderdbeere die Früchte genommen.

Die *Walderdbeere*, so klein und unscheinbar sie auch erscheint, nannte Rudolf Steiner eine „Prachtpflanze". Sie gehört zu der Familie der Rosengewächse und hat die für diese typische Blüte mit fünf Blütenblättern. Sie zeigt ihre innige Beziehung zur Erde, indem sie sich kaum über deren Oberfläche erhebt, sich ganz an sie anschmiegt. Ihr flaches Wurzelgeflecht liegt direkt unter der Oberfläche, die daraus wachsenden Stängel kriechen am Boden, bilden jedoch ein schönes, reiches Blattwerk aus. Die aus den Blüten reifenden roten Früchte, die botanisch Scheinbeeren genannt werden, weil das Fruchtfleisch keine generative Kraft hat, tragen an ihrer Oberfläche zahlreiche kleine Körnchen, welche die eigentlichen Früchte sind. Ihre Besonderheit ist das einzigartig zu nennende Aroma. Das Wesen dieser Pflanze zeigt sich in ihrer Art, den Kiesel mit Eisen zu verbinden. Das Eisen nimmt sie aus dem Erdboden auf und homöopathisiert es in feinste Form. So verweisen ihre Wachstumsgegenden immer darauf, dass der Boden eisenhaltig ist. Der feinstoffliche

Kiesel wird aus Luft und Licht gewonnen und zum Erdenstoff verdichtet. Wieder erleben wir ein Verbinden von Erde und Himmel (Kosmos), auf den Menschen bezogen von Erden- und Geistesmensch. Ich habe ja beschrieben, wie sehr das Blut beide verbindet und dem Ich die Möglichkeit gibt, beide in einem dynamischen Gleichgewicht zu halten. Genau bei dieser Tätigkeit kann die Walderdbeere dem Ich Helferin sein.

Die *große* oder *gewöhnliche Brennnessel* (Urtica dioeca) ist vom äußeren Anschein eine völlig andere Art von Pflanze. Sie hat die typische Wuchsform senkrecht von der Erde in die Höhe, kann mehr als einen Meter groß werden und bildet immer Gruppen von Einzelpflanzen. Ja, aus einem der Wurzelsprosse können bis zu zehn Brennnesseln hervorwachsen, bilden so etwas wie eine Familie. Eine einzeln stehende Brennnessel wird man kaum finden. Wir können an ihr ein geselliges Element entdecken, vielleicht sogar ein soziales. Nannte Rudolf Steiner die Walderdbeere eine Prachtpflanze, sagte er über die Brennnessel zu Landwirten, sie sei die größte Wohltäterin des gesamten Pflanzenwachstums, sei ein Allerweltskerl, der ungeheuer viel könne. Bildet sich in diesen Aussagen nicht ein Bild der Polarität des Weiblichen und des Männlichen in der Welt? Das Zentralwesen der Pflanze sah Goethe im Blatt, nicht in der Blüte, wie Linné es tat. Und die Brennnessel ist eine Blattpflanze schlechthin und eine wehrhafte noch dazu. Sie bildet zum Beispiel so viel Chlorophyll, das zur Gewinnung reinen Chlorophylls in der Industrie die Brennnessel genutzt wurde.

Auch in ihr spielt der Eisenprozess eine bedeutende Rolle. Nur ist Eisen in der Brennnessel viel stofflicher vorhanden, im messbaren Milligramm, ja manchmal im Grammbereich. Am höchsten ist die Konzentration in der Wurzel, stark auch im Blatt, deutlich geringer in Stängel und Blüte. Doch das Eisen durchzieht die ganze Pflanze. Weitere Elemente in ihr sind der Schwefel und alkalische Salze, worauf Rudolf Steiner im *Landwirtschaftlichen Kurs (GA 327)* hinweist. In diesen drei Hauptelementen – Eisen, Schwefel und Alkalien – finden wir Bilder der leiblichen Dreigliederung von Sinnes-Nervensystem, Rhythmischem System und Stoffwechsel-Bewegungs-System, den funktionstragenden Kräfteorganisationen des Lebensbereichs. So kann die Brennnessel dem Ich ein Idealbild dieser die Leibesglieder verbindenden und sie harmonisierenden Funktionssysteme des Lebensleibes anschaulich machen und ihm helfen, sie in richtigem Maße anzuregen oder auch zu dämpfen, vor allem jedoch im Gleichgewicht zu halten.

Die beiden Pflanzenextrakte werden pharmazeutisch verbunden durch Honig (Mel) und verschiedene Zucker, genannt werden Sacharose, Glukose, Fruktose, Rohr- und Rübenzucker. Denkt man an Rudolf Steiners Aussage „Wo Zucker ist, da ist die Ich-Organisation", wird die Richtung der Arzneimittelwirkung beider verwendeter Pflanzen auf die Tätigkeit des Ichs offenkundig.

So ist aus meiner Anschauung und in meinem Verständnis Anaemodoron *das* ideale Pflegemittel für eine gesunde Bluttätigkeit, wozu durchaus auch die Anregung der Zellbildung gehören kann, aber nicht als wichtigste Indikation. Es kann bei allen Erkrankungen des Blutes, oder solchen, die sich im Blut manifestieren, als eine Art Basismittel der je spezifischen Behandlung eingesetzt werden. Es kann aber auch präventiv verordnet werden, wenn eine ungenügende Kraft oder Lebendigkeit des Blutes festgestellt wird, was sich zum Beispiel in mangelnder Regeneration zeigen kann. Es ist auch besonders gut geeignet im Kindesalter.

Wenden wir uns nun *Cardiodoron*® zu. Es war eines der ersten Typenmittel, die Rudolf Steiner Ärzten empfahl. Er gab ihm die Indikation „Zur Regulierung der Herztätigkeit". Wir können diese Aussage erweitern auf das Blut. Denn das Herz wird aus dem Blute heraus gebildet, ist wie ein Geschöpf oder Kind des Blutes. Im Cardiodoron sind drei sehr unterschiedliche Pflanzen zu einer Einheit zusammengefügt: die *Eselsdistel* (Onopordon acanthium), das *Himmelschlüsselchen* (Primula officinalis) und das *Bilsenkraut* (Hyoscyamus niger).

Von den ersten beiden werden die Blüten genommen, vom Bilsenkraut das frische Kraut, dieses in deutlich geringerer Dosis als bei Eselsdistel und Primel (0,1 Prozent im Verhältnis zu je 2,5 Prozent). Pharmazeutisch erfolgt eine Digestion, das heißt die Extraktion im Lösungsmittel (eine Wasser/Alkohol-Mischung) bei einer Temperatur von 37 °C. Das hat eine Ähnlichkeit mit dem Verdauen, wir können von einer Vorverdauung sprechen. Wichtiger ist wohl der Wärmeprozess mit der Idealtemperatur des menschlichen Körpers, besonders mit Blick auf das Herz als Wärmeorgan.

Die drei Pflanzen könnten unterschiedlicher nicht sein und haben doch etwas Gemeinsames.

Die Eselsdistel wird bis zu zwei Meter hoch, hat sehr fleischige Blätter und die typische Distelblüte, ein tragender Korb voller Röhrenblüten. Ihren Namen hat sie wohl von dem Phänomen, dass man keinen Esel an ihr vorbeibringt, ehe er sie nicht gefressen hat. Ihr ganzer Wuchs weist auf ihre Beziehung zum Stoffwechsel hin.

Polar zu ihr erleben wir das Bilsenkraut. Es gehört zur Familie der Nachtschattengewächse, die alle starke Giftbildner sind, man denke an die Tollkirsche (Atropa belladonna). Shakespeares Drama „Hamlet" fußt auf der Vergiftung seines Vaters mit Bilsenkraut, das ihm im Schlaf ins Ohr geträufelt wird. Die berühmte Frage „Sein oder Nichtsein" verweist auf das Bewusstsein und seine wache Frage nach der Existenz, also eine ganz moderne Betrachtung, denkt man an die Existenzialphilosophie des 20. Jahrhunderts. Im Menschen bedeutet Gift immer Herausforderung des Ichs oder auch Schärfung des Bewusstseins. Was allerdings eine Dosisfrage ist, denn das Ich überfordernde Dosen betäuben oder führen gar zum Tod. Schon Paracelsus kannte den Unterschied der Dosis, die eine Pflanze zur Gift- oder Heilpflanze macht.

Zwischen diese gewaltige Polarität beider Pflanzen wird nun das mit ihnen verglichen

„kleine" Himmelschlüsselchen gestellt, welches beide aus der Mitte heraus zum harmonischen Ausgleich bringen soll. Eine Überforderung? Wohl nicht, denn das Kleine ist oft stärker als das Große, wie wir es auch aus vielen Märchen und Sagen kennen, oder auch vom Kampf Goliaths mit David im Alten Testament. Die Primel ist eine wundervoll harmonische Pflanze: kräftige Wurzel, eine breite, dem Boden anliegende Blattrosette, ein kraftvoller und sehr gerader Stängel; und schließlich die goldgelben Blüten, deren Anblick jedes Herz aufschließen muss.

Diese Harmonie der Pflanzenbildung ist auch das Gemeinsame aller drei. Keine zeigt eine einseitige Betonung in der Pflanzengliederung von Wurzel, Stängel und Blätter (Kraut) sowie Blüten, bei allen sind diese Glieder harmonisch ausgebildet. Nur in der Giftbildung zeigt das Bilsenkraut und in ihrem starken Wuchs die Eselsdistel Besonderheiten. Doch die harmonische Wuchsform dominiert.

Cardiodoron sollte besser Rhythmodoron heißen, denn seine Wirkung zielt ganz auf das Rhythmische System, welches die polaren Kräfte von Sinnes-Nerven-System und Stoffwechsel-Gliedmaßen-System im dynamischen Gleichgewicht hält. Da, wo ein Ungleichgewicht, eine Disharmonie dieser Kräfte im Blut anschaulich werden, kann Cardiodoron der spezifische Helfer für das Ich sein, das gestörte Verhältnis wieder zu einem Gleichgewicht zu führen.

Krankheiten des Blutes

Es mag merkwürdig, ja paradox klingen, wenn am Anfang dieses Kapitels die Aussage steht: *eigentlich kann das Blut gar nicht krank werden*! Es ist doch in sich durch seine Verbindung mit dem Ich urgesund, vermittelt diese Gesundheit, die Ausdruck des gesunden Geistes ist, dem ganzen Organismus. Doch ebenso wie für das Herz, für das beschrieben wurde, dass an ihm alles Folge und nichts Ursache ist, ist es auch bei dem Blut: von außen kann es zum Kranksein verändert werden, in ihm selbst liegt diese Veranlagung nicht vor. Diese Einwirkungen kann ich ein Zuviel und ein Zuwenig seiner Geistoffenheit nennen. Es wird zu stark zum Leben im Geiste getrieben, oder zu stark zum Irdischwerden. Bei ersterem entflammt der Geistesmensch zu stark, bei letzterem verdichtet sich der Erdenmensch zu stark. In der Sprache der Medizin heißen die beiden polaren Erkrankungen Leukämie und Aplasie. Beide beziehen sich auf die Bildung der Blutzellen im Knochenmark.

Leukämien

Die verschiedenen Formen der Leukämien werden oft fälschlicherweise auch Blutkrebs genannt. Sie sind in Wirklichkeit jedoch überbordende oder chaotisierende Entzündungen. Bei jeder Entzündung kommt es zu einer Vermehrung der weißen Blutkörperchen, selbst nach jeder Mahlzeit finden sich vermehrt Leukozyten in der Magenschleimhaut, die dann für kurze Zeit – unter dem Mikroskop angeschaut – wie entzündet, wie eine Gastritis, aussieht. Entzündung steht, tiefer verstanden, immer für Intensivierung der Gesundheit, ist nicht Krankheit, sondern der Versuch, eine solche zu überwinden. Insofern ist es auch ein gutes Bild, in den Leukämien nicht Krankheit, sondern eine Art Übergesundheit zu entdecken. Es mag dem modernen Denken schwerfallen, einer solchen Anschauung nicht zu widersprechen, zu sehr muss gewohntes „wissenschaftliches" Denken hintangestellt werden. Doch geht es hier nicht um Wort- oder Gedankenspiele, sondern um das richtige Verständnis des Geschehens. Denn daraus wird die rationale, das heißt ursächlich begründete Therapie entwickelt! Und diese soll keiner Krebskrankheit Einhalt gebieten, sondern einer unkontrollierten chaotisierenden Entzündung.

Auch ist die Einschränkung auf den Begriff Leukämie nicht gut, denn es kommt nicht nur zur überbordenden Ausschüttung weißer Blutkörperchen, eine solche kann auch die Erythrozyten und die Thrombozyten betreffen. Dann wird von Erythroblasten-Leukämie oder essenzieller Thrombozytämie gesprochen, beides sehr unbefriedigende Benennungen des krankhaften Geschehens. Diese übermäßige Bildung der Blutzellen wartet noch auf einen alles übergreifenden Namen, von dem dann eine Untergliederung in die drei Hauptlinien der Blutzellen – Erythrozyten, Leukozyten, Thrombozyten – abgeleitet wird. In der üblichen medizinischen Sprache oder Nomenklatur müsste wohl von Blutzellenhypertrophie gesprochen werden, doch wäre eine Benennung, die den wirklichen Vorgang ausdrückt, erstrebenswert.

Hier genügt es, das Grundphänomen eines dem Blut vermittelten Krankseins zu beschreiben: Eine in einer nicht mehr kontrollierten Zellbildung aller differenzierten Blutzellen zum Ausdruck kommende zu starke Geistzuwendung des Bluts, das dadurch seine für den Erdenmenschen wichtigen Tätigkeiten vernachlässigen muss. Ich kann auch von einem übergroßen Exkarnationsstreben sprechen. Da wundert es nicht, dass solche Blutkrankheiten sehr oft lebensbedrohend sind.

Da diese Organbeschreibung des Bluts keinen Fach- oder Lehrbuchcharakter hat, soll an dieser Stelle nur noch ein Blick auf die Therapie geworfen werden. Die Schulmedizin arbeitet vorwiegend mit Medikamenten, die die Zellbildung massiv hemmen (Zytostatika) und hat damit, besonders im Kindesalter, teilweise langdauernde Erfolge. Doch trifft sie nur die Symptomatik, nicht die Ursache. Konkret muss für jede der zu dieser Gruppe gehörenden Erkrankungen die Ursache herausgefunden werden: warum drängt das Blut, und mit ihm das Ich, so sehr zum Geistigen, warum schränkt es seine Hinwendung zum Erdenmenschen ein? Das wird sowohl ganz individuell-persönliche Gründe haben, und auch je nach Betroffenheit der jeweiligen Zellart differenziert sein. Deshalb wird es auch keine einheitlichen Therapien geben, sondern sehr spezifisch-individuelle.

Knochenmarkaplasien

Auch hier wähle ich nur eine Kurzform der Charakterisierung des polaren Geschehens, wenn das Blut zu sehr zum Irdisch-werden tendiert, wenn es sein „reines" Leben einbüßt. Es sind nun die Sklerosekräfte, die Verhärtungstendenzen, die das fruchtbar-schaffende Knochenmark ergreifen und seine scheinbar so unerschöpflichen Bildekräfte vermindern. Im Äußeren zeigt sich dieses in einer zunehmenden Verarmung an Blutzellen: Anämie genannt für die Erythrozyten, Leukopenie für die Leukozyten, noch eingeschränkter als Agranulozytose für die Granulozyten; und schließlich als Thrombopenie für die Blutplättchen. Wieder kann jede Zellfamilie gesondert betroffen sein, oder es kommt zu einer generellen Knochenmarkerschöpfung, der Osteomyelophtise, frei übersetzt einer Knochenmarksschwindsucht. Die Wissenschaft vom Blut, die Hämatologie, spricht heute auch von Osteomyelofibrose oder -sklerose.

Sind schon die Überproduktionsformen der Blutzellen nicht einfach zu behandeln, auch wegen ihrer sehr individuellen Ausprägung, so sind die Mangelbildungen eine therapeutische

Herausforderung. Nichts ist so schwierig, als sich erschöpfende Bildekräfte wieder anzuregen, oder *Leben zu entfachen.* Es hat wirklich etwas mit Flamme oder Feuer zu tun, was hier heilend wirken kann. Deshalb ist es die weißbeerige Mistel (Viscum album), die aus der eigenen Erfahrung das Grundmittel genannt werden kann. Und zwar in ihrer potenzierten und stark wärmenden Zubereitung, nicht in ihrer mehr von den Giften geprägten, herausfordernden Seite, wie sie in einer ganz speziellen pharmazeutischen Zubereitung für eine zukünftige Krebstherapie ausschlaggebend ist.

Gerinnungsstörungen

Auf die genial zu nennende Fähigkeit des Bluts, sein Flüssigsein zwischen Verflüchtigung (Ätherisation) und Gerinnung (Vererdung) in einem dynamischen Gleichgewicht zu halten, wurde bei den Darstellungen der Ich-Organisation des Bluts schon hingewiesen (s. S. 38f.). Verantwortliche Vermittler für das Ich sind die Thrombozyten, denen sich eine hohe Intelligenz verbindet. Sie schaffen die Verbindung zu den vielfältigen Eiweißstoffen, die herkömmlich als

Gerinnungsfaktoren beschrieben werden, und von denen etwa ein Dutzend differenziert wird. Fällt nur einer dieser so wichtigen Einzelfaktoren aus, ist die gesamte Gerinnungskaskade gestört. Das bekannteste Beispiel ist die Bluterkrankheit, die Hämophilie. Sie wurde allgemein bekannt, weil die englische Königsfamilie über Generationen davon betroffen war, verbunden mit der Weitergabe durch die weiblichen Mitglieder, als Krankheit manifest aber nur bei den männlichen Nachkommen. Die Frauen tragen die Krankheit latent in ihrem Organismus und vererben sie an ihre Kinder. Töchter tragen sie in sich, ohne sichtbar zu erkranken, bei den Söhnen kann sie sich manifestieren. Erkennbar wird diese Blutkrankheit an dem Mangel des Gerinnungsfaktors VIII. Andere krankhafte Gerinnungsstörungen sind durch den Mangel anderer Faktoren verursacht.

Die Hämophilie bekam aber noch einmal einen besonderen Stellenwert, als durch Übertragung von Blut durch Spender, welche die damals noch nicht bekannte AIDS-Erkrankung hatten, dieses Virus auf die Hämophiliekranken übertragen wurde. Gleiches galt auch für Lebererkrankte durch das Hepatitis-C-Virus (HCV), welches ebenfalls viele Jahrzehnte nicht diagnostiziert werden konnte. Wenn dann der Virusträger keine Erkrankungszeichen aufwies und Blutspender wurde, infizierte sein Blut die Empfänger, eben auch die Hämophiliekranken.

Die Polarität der Blutungsneigung ist die zu große Intensität der Gerinnungsbildung. Mit diesen Störungen hängen dann alle Thrombose- und Emboliegeschehen zusammen. Thrombosen bilden sich hauptsächlich im venösen Gefäßsystem, von ihnen gehen dann schwerpunktmäßig die Embolien aus. Hauptzielorgane sind die Lungen und das Gehirn, doch können alle Organe und Gewebe Orte von Embolien sein. Die Schulmedizin hat schon früh Medikamente entwickelt, die eine zu starke Gerinnungstendenz des Blutes aufhebt, der bekannteste Name ist Marcumar®. Es bedurfte einer ständigen Kontrolle und Steuerung solcher Medikamente, um die nötige Effizienz zu erzielen, ohne eine zu starke Blutungsneigung zu erzeugen. In den ersten Jahren mit noch ganz geringer Erfahrung sind viele solcher Menschen an Verblutungen gestorben. Heute existieren Medikamente, die keine so empfindliche Steuerung erfordern. Das Grundproblem bleibt aber: was bedeutet der künstliche und chemisch-synthetisch vermittelte Eingriff im Blut für seine ausschlaggebenden Aufgaben als Träger- und Vermittlersubstanz für das Ich?

Bei den Blutungsstörungen hat die Schulmedizin keine den Gerinnungshemmern entsprechenden Arzneimittel, hier wird der Mangel durch Substitution von Gerinnungsfaktoren ausgeglichen, die aus dem Blut gesunder Spender extrahiert und dann per Injektion oder Infusion dem Kranken übertragen werden.

Bemerkenswert ist, dass Rudolf Steiner darauf aufmerksam machte, dass eine kosmisch-natürliche Substanz die Ich-Fähigkeit, die Blutgerinnung im Gleichgewicht zu halten, in sich trägt. Es ist dies Antimon oder auch Stibium genannt, eine mineralisch-metallische Substanz, die in der mittelalterlichen Medizin von hoher Bedeutung war. Sie kann tatsächlich und sehr erfolgreich bei allen Gerinnungsstörungen angewendet werden, bei der Blutungsneigung in eher tieferer Potenz (D6), noch in ihrer Wirksamkeit intensiviert durch Calcium carbonicum (kohlensaurer Kalk) in Form von Marmor. Denkt man an ihn als Material der Bildhauer, versteht man die gestaltbildenden Kräfte, die ihm innewohnen. Bei der Tendenz zur Thrombose wird Antimon eher in hohen Potenzen (D20/30) angewendet, oder auch äußerlich als Salbenzubereitung.

Zusammenschau

Seien Sie nicht enttäuscht, wenn hier über die Krankheiten des Blutes nur andeutend gesprochen werden kann. Es geht doch vornehmlich um ein grundsätzliches Verständnis seines Wesens. Ausführliche und auch auf die Ursachen solcher Erkrankungen eingehende Darstellungen sind andernorts erfolgt, es gibt eine reichhaltige medizinische Literatur. Doch wird immer zu berücksichtigen sein, dass sich gerade im Blut die jeweilige Individualität eines Menschen ausspricht, und insofern jede generelle Schilderung immer nur ein Grundgerüst zur Verständigung geben kann. Die konkrete Krankheitssituation kann tatsächlich nur am individuellen Menschen erläutert werden.

Was das Blut erzählt, wenn es im Labor untersucht wird

Zum Diagnostizieren gehörte seit altersher primär die Betrachtung des Körpers durch Inspektion, Palpation und Auskultation, aber auch der äußeren Erscheinung (Gestalt), von Gang, Mimik und Gestik, dazu die Untersuchung der Ausscheidungen (Harn und Stuhl) und vor allem des Blutes. In unserer Zeit ist die Labordiagnostik unglaublich vielfältig und hochdifferenziert, sie steht eigentlich immer ganz am Anfang aller Diagnosefindung. Wir haben Rudolf Steiners Bild einer Bluttafel aufgegriffen (s. S. 30), welche Informationen für das Ich vermittelt. Diese sind real dem Blut eingeprägt, wenn auch nicht von außen unmittelbar lesbar. Sie müssen für unsere Sinne erst sichtbar gemacht werden, und das geschieht im medizinischen Laboratorium. Dort werden sie in die für eine äußere Anschauung so wesentlichen Kriterien von Maß, Zahl und Gewicht übertragen, wobei die Zahl am stärksten gewichtet wird. Sie wird schnell zu einer abstrakten Absolutheit und dominiert das medizinisch-wissenschaftliche Denken. Dabei ist jeder Befund im Blut ganz relativ, er ist eine Momentaufnahme – unter Umständen von äußeren Einflüssen geprägt – und kann große Schwankungen im Tagesverlauf zeigen.

Als Wirklichkeit will der Befund etwas von dem Innenleben des leiblichen Organismus erzählen, und es ist an uns, das Erzählte zu hören und zu verstehen. Vor allem ist zumeist die Zusammenschau verschiedener Befunde und das ihnen Gemeinsame von größter Bedeutung, selten ist der einzelne Befund schon aussagekräftig. Er verführt eher dazu, dass er behandelt wird und nicht die sich durch ihn äußernde Ursache. Dieser Versuchung ist die moderne Medizin sehr stark erlegen, wie ich es später am Beispiel des Cholesterins aufzeigen möchte. Die Blutbefunde führen uns nur zu den ihnen zugrundeliegenden gesunden (physiologischen) oder kranken (pathologischen) Vorgängen im Organismus, wenn wir ihre Sprache verstehen und die Zusammenhänge entdecken, auf die sie hinweisen. Diese Übersetzungsarbeit soll im Folgenden an den wichtigsten Blutbefunden in aller Kürze geschildert werden und den Lesenden in die Lage versetzen, solche Befunde in ihrer Relation verstehen zu lernen, und nicht der Magie einer einzelnen Zahl zu unterliegen.

Das Blutbild

Dieser Begriff ist sehr alt und es kann fast erstaunen, dass die moderne Medizin ihn erhalten und nicht durch eine „wissenschaftliche" Benennung ihrem Denken angepasst hat. Denn wieso geben die mit diesem Begriff angesprochenen prozentualen Mengen der verschiedenen Blutzellen ein „Bild" des Bluts? Wir können erahnen, dass eine ältere, noch nicht so stark abstrahierende Medizin sich tatsächlich ein *Bild* von dem Blut machte, und als Heilkunst dieses Bild auf sich wirken ließ, wie es ein Mensch tut, der das gemalte Bild eines Künstlers wie Dürer oder Raffael betrachtet. Ihm offenbart sich in den Kompositionen der Farben und Formen, der Perspektive, alles auf die Leinwand vom Künstler gemalt, das seelische Geschehen, welches den Maler trieb, ihm eine äußere Sichtbarkeit zu geben. Rudolf Steine nannte ganz umfassend alle wahre Kunst „eine Offenbarung des Geistigen in sinnlicher Erscheinung". Kein gesund empfindender Mensch käme auf die

Idee, den Wert und den Gehalt eines Bildes daran zu bemessen, welche Gewichtsmenge an Farbe es enthält, oder in welchem unterschiedlichen Maße die einzelnen Farben auf dem Bild „objektiv" messbar oder in Zahlen auszudrücken wären. Wir müssen lernen, auch allen Blutbefunden so gegenüber zu treten, dass wir verstehen lernen, was sie uns sagen wollen. Dann kann sich die Medizin aus der wissenschaftlich geschaffenen Abstraktion befreien und wieder eine Heil-Kunst werden.

Im Blutbild werden zunächst Verteilung und Anzahl der Blutzellen dargestellt. Die Zahl der Erythrozyten in der Raumeinheit eines Kubikmilliliters, entsprechend die Leukozyten und Thrombozyten. Die für einen gesunden Menschen typische Zahl, der sogenannte Normalbereich, wird immer angegeben und variiert nach dem gewählten Nachweisverfahren, weshalb ich ihn nur dann angebe, wenn die Nachweismethode einheitlich ist. Wichtig ist auch, dass solche Normwerte statistisch-mathematisch ermittelt worden sind, vermittels einer sogenannten Gauß'schen Glocke. Von den Tausenden für gesund erachteten Menschen sammeln sich die gemessenen Werte in großer Zahl in einem mittleren Bereich. Nach links oder rechts finden sich immer weniger Befunde, die dennoch von Gesunden stammen. Es wird aber nur der mittlere Bereich genommen und als Norm bezeichnet (sogenannter Mittelwert), die ausufernden Ränder werden abgeschnitten und bleiben unberücksichtigt, obwohl sie auch eine Wirklichkeit abbilden. Es gibt also außerhalb der gesetzten Norm Befunde, die zu niedrig oder zu hoch erscheinen, und dennoch von Gesunden stammen. Deshalb ist jeder Einzelbefund relativ und nie absolut zu nehmen. Immer bedarf es der ärztlichen Interpretation, inwieweit der Laborbefund mit dem Gegenüber des realen Menschen in Übereinstimmung zu bringen ist. Da ist subjektives Empfinden gefragt, das sich im Verlauf immer größerer Erfahrung zur Intuition steigern kann. Noch einmal: *nie* sollte ein Laborbefund als absolut genommen werden, immer als eine Aussage verstanden und in Relation zu dem Menschen gebracht werden, von dem er stammt.

Die *Erythrozyten* werden zwischen vier und fünf Millionen im Kubikmilliliter als „normal" bezeichnet, die Leukozyten von 4000 bis 8000, die Thrombozyten von 150 000 bis 300 000. Rechnet man etwa fünf Liter Blut im Gesamtorganismus und überlegt, wie viele Kubikmilliliter das sind, kommen unfassbar große Zahlen zustande, wollte man die absolute Zahl der einzelnen Blutzellen ausrechnen (s. S. 8). In ganz kleiner Zahl zeigen sich auch die jugendlichen Vorstufen der Erythrozyten, die Reticulozyten heißen. Sind sie stark vermehrt, erfährt man, dass offensichtlich die Bildung der Erythrozyten im Knochenmark gesteigert ist, vielleicht durch eine versteckte Blutung oder als Ausdruck der Therapie einer Anämie. Gemessen werden auch der Hämoglobingehalt des einzelnen Erythrozyten und das Verhältnis dieser Zellen zur Blutflüssigkeit, was dann prozentual als Hämatokrit bezeichnet wird. Ist dieser Wert, der um 40 Prozent liegen sollte, zu niedrig, verweist das in Richtung einer Anämie, ist er zu hoch, ist das Blut zu „dick" oder zähflüssig (Polyglobulie) und es besteht eine erhöhte Thrombosegefahr.

Die *Leukozyten* werden in unterschiedlicher Form differenziert, die dann im Differentialblutbild entweder absolut oder prozentual in ihrer Verteilung angegeben werden. Die Granulozyten machen etwa zwei Drittel aus, die Lymphozyten ein Drittel. Beide Zellarten werden weiter unterteilt, die Granulozyten in Neutro-, Eosino- und Basophile, die Lymphozyten werden grob unterschieden in solche, die im

Knochenmark gebildet werden und solche, die aus dem Lymphgewebe stammen. Grundsätzlich sind alle Leukozyten ein wesentlicher Anteil des Immunsystems mit unterschiedlichsten Aufgaben für die Abwehr alles Fremden und zugleich Erhaltung oder Wiederherstellung der körperlichen Integrität oder Identität, die unser Ich erzeugt. Eine ganz wichtige Aufgabe ist die Phagozytose, womit die aktive Aufnahme von fremder Stofflichkeit gemeint ist, weshalb die dazu befähigten Zellen auch Fresszellen genannt werden. Das ist eine zentrale Aufgabe der neutrophilen Granulozyten. Aus der gleichen Stammzelle stammen auch noch größere Fresszellen oder Phagozyten, die Makrophagen, die zur Untergruppierung der Monozyten gehören. Der wichtige Akzent dieser Zelltätigkeit ist ihre Opferbereitschaft. Denn haben sie das Fremdstoffliche aufgenommen, „sterben" sie, indem sie mit dem Kot über den Darm ausgeschieden werden, was auch ihre Kurzlebigkeit verstehen lässt.

Die eosinophilen Leukozyten dienen dem Erkennen und Abwehren von feinster Stofflichkeit, die als Antigene bezeichnet werden. Sie wirken vor allem bei allen allergischen Reaktionen mit, ihre Vermehrung verweist also auf eine erhöhte allergische Abwehrbereitschaft. Aber auch bei Wurmerkrankungen des Darms reagieren sie mit gesteigerter Produktion. Die Eosionophilie ist deshalb ein Hinweis auf Wurmerkrankungen (besonders bei Kindern) oder überhaupt eine allergische Disposition, oft auch mit dem Immunglobulin E (IgE) assoziiert. Die basophilen Leukozyten haben ähnliche Aufgaben der Immunabwehr, allerdings mehr für die spezifisch ausgerichtete Abwehr, nicht so sehr die grundsätzliche oder archaische, die recht unterschiedslos erst einmal *alles* Fremde attackiert.

Die *Lymphozyten* dienen ganz betont der gezielt wirkenden, spezifischen Abwehr und hängen zusammen mit der Immunität, die sich zum Beispiel im Durchmachen einer Infektionskrankheit wie Masern ausbildet und oft lebenslang andauert. Sie sind wichtige Erkenntnisspiegel für das Ich und ihm innig verbunden. Ich erlebe die Lymphozyten auf einer Kindheitsstufe, die Granulozyten sind mehr Ausdruck eines Erwachsenenseins. Die Lymphozyten sind auch durch ihre Ich-Nähe wichtige Mittler in der Überwindung der Krebskrankheit. So zeigt sich auch bei der Misteltherapie ein Anstieg der Lymphozytenzahl als ein Hinweis darauf, dass die Immunkräfte aktiv auf diese Therapie ansprechen. Stark erniedrigte Lymphozytenzahlen sollten immer Anlass sein, gründlich diagnostisch zu forschen, ob im Verborgenen ein Krankheitsgeschehen wie der Krebs oder auch andere chronische Krankheiten lauern.

Alle Leukozyten verbinden ihre Tätigkeit mit der Grundkraft der Entzündung, die primär kein Kranksein bedeutet, sondern eine Intensivierung der Gesundheitskräfte. Entzündung als physiologisches Geschehen bedeutet immer, Altgewordenes aufzulösen und Neuem Platz zu schaffen, ich nenne es auch Verjüngung und Erneuerung. So ist jede Verdauung immer von Entzündungsprozessen begleitet, die Magenschleimhaut sieht nach einer Mahlzeit aus, als sei sie entzündet (Gastritis). An diesen Verjüngungsprozessen sind vor allem die Lymphozyten beteiligt.

Noch ein kurzes Wort zu den *Thrombozyten*. Ihre Aufgabe in der ich-gesteuerten Blutgerinnung habe ich bereits geschildert (s. S. 37). Sind von ihnen zu viele nachweisbar, besteht eine latente Gefährdung zu Thrombosen und Embolien. Sind sie stark erniedrigt, besteht Blutungsgefahr. An den Thrombozyten lässt sich gut zeigen, wie genial der Organismus gebildet ist.

Alle Organfunktionen sind abgesichert, indem immer viel mehr des Benötigten vorrätig gehalten wird, als aktuell gebraucht wird. So können die Thrombozyten auf weit mehr als die Hälfte absinken, ehe es überhaupt zu einer verstärkten Blutungsneigung kommt. Ähnliches gilt auch für die Leber. Noch mit einem Drittel ihres funktionsfähigen Gewebes kann sie dem Organismus dienen, ohne dass es zu Ausfällen kommt.

Schließlich noch ein Wort zur Relativität der Befunde. Wieder als ein Beispiel: die Zahl der Thrombozyten kann auf das Dreifache gesteigert sein, ohne dass dies krankhaft ist. Denn eine spezifische Untersuchung, das Thrombobelastogramm, zeigt, dass der einzelne Thrombozyt nur ein Drittel der Kraft des gesunden hat, eine Gerinnung anzustoßen. Die beispielsweise „pathologischen" 900 000 Thrombozyten haben nur die Kraft oder Funktion von 300 000, sind für die Bedürfnisse des Organismus also gerade richtig!

Ein ergänzendes Wort noch zur Untersuchung der Blutkörperchen-Senkungs-Geschwindigkeit (BSG). Auch sie ist eine schon lange angewandte Untersuchung, die fast immer direkt in der Arztpraxis durchgeführt wird. Sie ist eine grobe, doch nützliche Orientierung zu der dem Blut eigenen Spiegelung des Verhältnisses von Erdenmensch und Geistesmensch: der stark beschleunigten BSG bei Entzündungskrankheiten (Geistesmensch), bei sehr niedriger die Tendenz zur Sklerose (Erdenmensch).

Zur Blutgerinnung

Typische Laboruntersuchungen sind die Prothrombinzeit, die auch Quick-Wert genannt wird, und die partielle Thromboplastinzeit (PTT). Erstere verweist vor allem auf durch äußere Einwirkungen verursachte Gerinnungsstörungen, zum Beispiel einen Vitamin-K-Mangel oder bestimmte Lebererkrankungen; die PTT verweist auf endogene Störungen, zum Beispiel den Mangel bestimmter Gerinnungsfaktoren wie bei der Hämophilie. Der Quickwert wird auch genutzt, wenn die Blutgerinnung medikamentös beeinflusst wird, beispielhaft durch den Gerinnungshemmer Marcumar®. Ein weiterer Messparameter ist die direkte Bestimmung von Fibrinogen, der so wichtigen Vorstufe des Gerinnungsstoffes Fibrin. Natürlich können auch die einzelnen Gerinnungsfaktoren quantitativ bestimmt werden, was aber nur bei gezielten Fragestellungen erfolgt, weil solche Untersuchungen schon aufwändiger sind.

Ehe diese heute üblichen Untersuchungen in die Labordiagnostik eingeführt wurden, hatte der Arzt eine sehr einfache Möglichkeit, sich über die Blutgerinnung zu orientieren. Er stach mit einer Kanüle in eine Fingerbeere, und beobachtete und maß mit der Uhr die Dauer, bis eine Gerinnung eintrat. Das nannte man schlicht die Blutungszeit. Nahm der Arzt dagegen Blut aus einer Vene und beobachtete, wie lange es dauerte bis die Gerinnung einsetzte, sprach man von Blutgerinnungzeit. Beides waren sehr einfache Orientierungsmöglichkeiten über die Blutgerinnung und erfüllten die Grundforderungen der Begründer einer ausschließlich naturwissenschaftlich geprägten Medizin, welche nur das als Wissenschaft gelten lassen wollten, was primär aus der Beobachtung mit den Sinnesorganen stammt. Diese Aufgabe haben heute weitgehend die Apparate übernommen, der Arzt registriert und kommentiert nur noch deren Ergebnisse. Das hat – unbeabsichtigt? – eine immer größere Distanz zwischen Arzt und Kranken bewirkt.

Stoffwechsel

Der so wichtige Chemismus vielfältigster Stoffe im Organismus, ihre Synthese oder Abbau und Ausscheidung, lassen sich im Blut verfolgen und messen. Das gilt vor allem für die Zucker, die Fette und die Eiweiße. Das tiefere Geheimnis des Stoffwechsels, die Individualisierung aller Stoffe, ihre Ich-Prägung, lässt sich dagegen labortechnisch nicht untersuchen.

Für den *Fettstoffwechsel* steht sehr repräsentativ das Cholesterin. Es ist ein ganz wichtiger Grundbaustoff für zum Beispiel bestimmte Hormone und die Gallensäuren. Es ist dafür so unverzichtbar, dass es weitgehend vom Organismus selber hergestellt, synthetisiert wird. Aus der Nahrung stammen normalerweise nicht mehr als maximal 20 Prozent des im Blut gemessenen Cholesterins, der Hauptteil wird von der Leber und der Darmschleimhaut synthetisiert. Dieses Wissen hat therapeutische Konsequenzen, wenn ein Zuviel an Cholesterin im Blut festgestellt wird. Der wichtigere Hinweis auf die Fette, die aus der Nahrung stammen, sind die *Triglyceride.* Werden sie zu reichlich im Blut nachgewiesen, weist das auf eine Fehlernährung von Fetten hin. Da sind dann diätetische Maßnahmen sinnvoll, welche viel weniger beim Cholesterin nutzen (denn der Hauptteil des Cholesterins stammt eben nicht aus der Nahrung, sondern wird im Organismus selbst produziert). Bei diesem werden zwei Grundtypen unterschieden: das HDL- (high density lipoprotein) und das LDL-Cholesterin (low density lipoprotein). Ersteres wird als „nützlich" angesehen, es gilt als ein Schutz gegen Arteriosklerose, letzteres gilt als „schädlich" und als wesentliche Ursache der Arterienverkalkung. Auch wenn das eine viel zu grobe und dadurch ungenaue Sicht ist, dient die Gegenüberstellung beider als Orientierung, wo die Behandlung eines erhöht gemessenen Cholesterins notwendig ist oder nicht. Eine solche Entscheidung ausschließlich von dem Befund des LDL-Cholesterins abhängig zu machen, ist auf jeden Fall falsch. Immer muss zuerst abgeklärt werden, ob überhaupt eine relevante Arteriosklerose vorliegt, was am besten mit der Gefäßuntersuchung durch die Dopplersonografie (eine Ultraschalluntersuchung), gelingt. Sehr früh lassen sich arteriosklerotische Veränderungen an der Aderhaut des Auges feststellen, was durch die Untersuchung des Augenhintergrunds möglich ist. Der Arzt hat zusätzlich eine direkte Untersuchungsmöglichkeit durch Palpation und Auskultation großer Gefäße, zum Beispiel am Hals, in der Leistenbeuge oder am Fußrücken.

Noch ein eingeschobenes Wort zur Therapie erhöhten Cholesterins mit den modernen chemisch-synthetischen Arzneimitteln vom Typ der Statine. Ihre Effektivität ist dosisabhängig sehr hoch, weil sie die organismuseigene Cholesterinsynthese an dem Schlüsselenzym blockieren. Was wiederum eine Reihe unerwünschter Wirkungen, oft auch schwerwiegender Natur, nach sich zieht. Galt lange die Faustregel „Cholesterin soll nicht höher sein als Lebensalter plus 200", also bei einem Sechzigjährigen maximal 260, wurde nach Marktfähigkeit der Lipidsenker diese Grenze willkürlich ohne beweisende Langzeitstudien auf maximal 200 mg/dl gesenkt. Seither ist diese Arzneimittelgruppe eine der umsatzstärksten überhaupt und hat den Herstellern hohe Milliardengewinne beschert. Ein Schelm, wer Böses dabei denkt!

Doch auch die Natur bietet eine Arznei an, den Cholesterinstoffwechsel zu gesunden. Die *Artischocke* (Cynara scolymus) hat in Form konzentrierter Extrakte aus ihren Blättern in vielen Studien zeigen können, dass sie effektiv eine übermäßige Cholesterinproduktion wieder normalisieren kann. Doch ist sie anders als die Statine kein Enzymblocker, sondern ein Enzymregulator. Könnte man mit extrem hochdosierten Statinen das Cholesterin quasi vollkommen zum Verwinden bringen (was natürlich keiner tun wird), so kann mit einem Arzneimittel aus der Artischocke der Cholesterinwert im Blut immer nur bis zum Gesunden vermindert werden, eine weitere Absenkung ist dann auch durch erhöhte Dosierung nicht möglich.

In früheren Stadien einer Hypercholesterinämie und ersten Anzeichen von Arteriosklerose empfiehlt sich unbedingt die primäre Behandlung mit dem Naturarzneimittel, auch mit Blick auf eine Prävention. Die Statine wären dann fortgeschrittenen oder genetisch bedingten Hypercholesterinämien und schon manifester Arteriosklerose vorbehalten.

Von hoher Bedeutung ist der *Zuckerstoffwechsel.* Zucker, und gemeint ist der Traubenzucker, die Glukose, ist eine grundlegende Substanz, auf welcher das Ich seine Tätigkeit im Leib als sogenannte Ich-Organisation stützt. Das sprechen Rudolf Steiner und die Ärztin Ita Wegman in ihrem medizinischen Buch *Grundlegendes für eine Erweiterung der Heilkunst* (GA 28) im achten Kapitel mit Blick auf den Diabetes mellitus so an: „Wo Zucker ist, da ist Ich-Organisation; wo Zucker entsteht, da tritt die Ich-Organisation auf, um die untermenschliche (vegetative, animalische) Körperlichkeit zum Menschlichen hin zu orientieren“. Bedenken Sie diesen Satz in seiner ganzen Tiefe: Traubenzucker gibt dem Ich, das heißt dem Menschen, also uns, die Kraft, den Körper oder Leib zum Instrument und Werkzeug seines Tuns im Erdenleben zu nutzen. Zucker macht das Ich erdentüchtig! Wie verständlich, dass gesunde Kinder Zucker lieben. Doch ist ein entscheidender Gedanke damit verbunden: dieser Zucker muss ein vom Körper selbst erzeugter sein. Er kann von außen durch die Nahrung angeregt werden, vorzüglich durch die Kohlenhydrate, für die als menschengerechte Quelle das Getreide steht. Doch kann Zucker auch aus Fetten und in besonderen Situationen auch aus Eiweiß gewonnen werden, am wenigsten aus einem hochgereinigten Industriezucker.

Die Eigenproduktion von Traubenzucker ist Aufgabe und Fähigkeit der Leber, gesteuert von dem aus der Bauchspeicheldrüse stammenden Hormon Insulin. Dieses kann ich ein geradezu königliches Hormon nennen, weil es eine so zentrale Aufgabe für die Ich-Tätigkeit übernimmt. Es ist wie ein Kammerherr des Ichs. Zucker wird oft als besonderer Energieträger bezeichnet, mit dem alle Verbrennungs- oder Oxidationsprozesse im Organismus verbunden seien. Ein alter Lehrsatz der Physiologie lautete „Die Fette verbrennen im Feuer der Kohlenhydrate". Tiefer geschaut zeigt sich, dass Zucker dem Ich vermittels der Seele die Möglichkeit gibt, alle dem Leib eigenen Bewegungen zu initiieren. Zucker ist ein Vermittler des Ich-Willens in die Tätigkeit des Bewegens, wobei die Gliedmaßen für unser Menschsein und unser Leben auf der Erde von besonderer Bedeutung sind. Deshalb nannte Rudolf Steiner das dem Willen verbundene Tätigkeitsfeld im Leib ein Stoffwechsel-Gliedmaßen- oder auch Stoffwechsel-Bewegungs-System.

Im Labor wird die Glukose im Blut gemessen, im Allgemeinen im nüchternen Zustand. Für unsere Gesundheit drückt ein Mittelwert von 60 bis 100 mg/dl aus, dass eine genügende Menge vorhanden ist, die dem Ich in jedem Augenblick zur Verfügung steht. Ist der Zuckergehalt erniedrigt, sagt man Hypoglykämie, ein Zustand, der sich mit Bewusstseinsstörungen bis zur Ohnmacht oder auch Flauheitsgefühl und Übelkeit verbindet. Ist der Zuckergehalt zu groß, wie es beim Diabetes mellitus der Fall ist, heißt es Hyperglykämie. Diese macht sich erst bemerkbar, wenn der Zuckergehalt des Bluts schon deutlich zu hoch ist. Dann klagt der Mensch über vermehrten Durst und verstärkte Ausscheidungen von Harn (Polydypsie und Polyurie). In sehr fortgeschrittenen Stadien folgt auch hier Bewusstseinseintrübung, die bis zum Koma führen kann.

Eine richtige Beurteilung des Zuckerstoffwechsels gewinnt man aber nur durch Funktionsuntersuchungen, nicht durch eine einzelne Glukose-Messung. Diese kann schon dadurch erhöht sein, dass man gerade eine große Zuckermenge konsumiert hat. Man kann ein Glukose-Tagesprofil anfertigen, indem alle zwei Stunden der Zucker gemessen wird, oder – vereinfacht – man lässt den Patienten ein definiertes (reichliches!) Frühstück essen und misst den Zucker dann nach exakt zwei Stunden, der sogenannte postprandiale Wert. Dieser ist beim Gesunden dann im ganz normalen Bereich. Ist er aber noch erhöht, spricht das für eine diabetische Disposition, eine zu träge Zuckerregulation. Ganz aussagekräftig ist auch das HbA1C, eine Messung der Zuckeranbindung an den roten Blutfarbstoff. Die dabei erstellten Messergebnisse lassen Rückschlüsse von bis zu drei Wochen auf den vergangenen Zuckerstoffwechsel zu.

Noch ein abschließendes Wort zu einer Pflanze, die eine richtige Verbindung von Ich-Tätigkeit und Glukose im Blut fördern und unterstützen kann. *Rosmarin* (Rosmarinus officinalis) gehört zu der Gruppe von Pflanzen, die ätherische Öle bilden. Ihre wesentlichen Vertreter zählen zu der Familie der Lippenblütler oder Laminaceen. Ätherische Öle sind kondensiertes Licht und Wärme, womit die Ich-Beziehung sofort verständlich wird. Charakteristisch ist ihr intensiver Duft, der bei Rosmarin etwas ganz weckendes hat, bei Lavendel eher beruhigend-einschläfernd ist. Ätherische Öle werden bevorzugt äußerlich angewendet wirksam, zum Beispiel durch ein Fußbad, durch welches die Einwirkung auf das Stoffwechsel-Gliedmaßen-System unmittelbar angesprochen wird. Die Sinneswahrnehmung des intensiven Dufts lockt das Ich noch besonders heran.

Kommen wir zum *Eiweißstoffwechsel.* Eiweiß ist der Grundstoff allen Lebens. Es wird aus den vier großen chemischen Elementen Kohlenstoff, Stickstoff, Sauerstoff und Wasserstoff in unendlichen Variationen gebildet, kann alle erdenklichen Formen annehmen. Deshalb bekam Eiweiß auch die Benennung Protein, denn in der griechischen Mythologie war Proteus der Gott, der sich in jede Gestalt verwandeln konnte. Goethe hat ihm in seinem „Faust" ein Denkmal gesetzt. Den vier Grundsubstanzen, die auch Ausdruck der vier klassischen Stoffelemente – Erde, Wasser, Luft und Feuer – sind, fügt sich als fünftes Element der große Wandler und Dynamiker bei, der Schwefel oder Sulfur. In ihm müssen wir den Diener unseres Ichs sehen, der die Vielfalt aller Eiweiße in unserem Organismus schafft, so wie in der Musik ein Thema und seine Variationen.

Im Blut wird das Eiweiß durch die Technik der Elektrophorese nachweisbar und in zwei Hauptgruppen untergliedert: die Albumine und die Globuline. Erstere sind Ausdruck aller Aufbaukräfte im Organismus, von der Leber gebildet. Sie sind eine Art Muttereiweiß, vergleichbar dem Eiweiß des Hühnereis. Die Albumine sind noch so undifferenziert, so grundlegend, dass sie von einem Menschen auf einen anderen übertragen werden können. Das ist bei allen anderen Eiweißen unmöglich und würde sofort zu heftigen allergischen Abwehrreaktionen führen. Albuminmangel im Blut weist also immer auf gestörte Aufbauprozesse hin, oft auch im Zusammenhang mit der Leber.

Die Globuline verbinden sich mit Aufgaben der Immunabwehr, sie stehen mehr auf der Abbau- oder Todesseite des Lebens. Denn Leben ist *immer* Entstehen (Aufbau) und Vergehen (Abbau). Alles Werdende basiert auf dem Leben. Die Globuline werden in drei Untergruppen getrennt, die alpha-, beta- und gamma-Globuline genannt werden. In ihnen finden wir spezielle Immunglobuline (Ig), die in allen Immunvorgängen von großer Bedeutung sind. IgM vermittelt die akuten Abwehrreaktionen, findet sich ähnlich wie das alpha-1-Globulin besonders bei akuten Infekten vermehrt. Heilen diese aus, wird die erworbene Immunität dann, zum Beispiel als Antikörper, durch die gamma-Globuline repräsentiert, für die das IgG steht. Diagnostiziert man einen Infekt und findet neben dem Nachweis des Erregers das IgM, kann man sicher sein, dass dieser Infekt frisch, noch aktiv oder akut ist. In Verbindung mit dem IgG spricht alles für einen älteren oder früheren Infekt, der überwunden wurde, jedoch eine „Serumnarbe", eine Erinnerung, zurückgelassen hat. Bestimmte alpha-Globuline, als alpha-2 bezeichnet, verweisen den Diagnostiker auf die Tendenz einer Chronifizierung und eher gewebezerstörenden Tendenz des Infekts („chronische Entzündung"). Auch auf ein malignes Tumorgeschehen kann eine Vermehrung von alpha-2-Globulin hindeuten. Das verbindet sich mit einem weiteren Immunglobulin, dem IgA.

Natürlich sind das mit Blick auf die Vielfalt von Eiweißen im Organismus nur grobe Einblicke, die wir aus der Laboruntersuchung des Bluts ablesen können. Und doch bekommen wir einen hilfreichen Blick auf die Kräfte von Aufbau und Abbau, auf unterschiedliche Verläufe von Infekten, ihren akuten oder chronischen Stadien oder solcher der Ausheilung.

Ein letzter Blick im Anschauen der Abbilder des Stoffwechsels gilt der *Harnsäure*. Sie ist das Abbauprodukt des Purinstoffwechsels. Die Purine sind Grundstoffe des Zellkerns, sie bilden vor allem das Grundgerüst der Kernsubstanz, die auch Träger der Erbinformationen ist. Harnsäure im Blut verweist grob orientiert auf den ganz allgemeinen Zellstoffwechsel. Eine Steigerung desselben, wie zum Beispiel bei Leukämien, führt zu erhöhten Harnsäurespiegeln im Blut, was auch bei anderen übermäßigen Gewebewucherungen vorkommen kann. Überwiegend allerdings verweist eine vermehrte Harnsäure im Blut auf eine gestörte Ausscheidung derselben. Da sie schlecht wasserlöslich ist, tendiert sie zur Ablagerung in verschiedenste Gewebe, besonders gerne in die Knorpelsubstanz der Gelenke, was dann zur Gicht führt. Im Zentralnervensystem jedoch, besonders im Gehirn, hat diese Ablagerung eine große Bedeutung. Die Harnsäure bildet hier feinstofflich die Grundlage unseres Bewusstseins, das sich am Nervengewebe spiegelt und so zur Vorstellung wird. Als Bild einer Wirklichkeit: die Harnsäure bildet die undurchsichtige Schicht, die Hinterwand des durchsichtigen Glases, das dadurch zum Spiegel wird. Das menschliche „Glas“ wiederum bildet die Kieselsäure, die ebenso wie die Harnsäure den ganzen Organismus durchzieht und eine Organisation bildet, die wir einen eigenen Kieselsäure-Organismus nennen können. Überall wo dieser der Bewusstseinsbildung dient, verbindet er sich mit der Harnsäure. Sie ist also keineswegs nur ein Abfallprodukt, das zur Ausscheidung drängt, sondern ein zentraler Helfer der menschengemäßen Bewusstseinsbildung. So verstanden, müssen wir ihr Auftreten im Blut noch viel differenzierter betrachten lernen, besonders mit Blick auf die Bewusstseinsbildung.

Salze und Spurenelemente

In der Salzbildung verbindet sich das Leben mit dem Tod, oder, auf den menschlichen Organismus als Leib bezogen, der Lebensleib mit dem Physischen Leib, dem eigentlichen Stoffleib. Dieser ist eine Kraftorganisation, die fähig ist, Stoffe in sich aufzunehmen, sie „abzulagern", und ihnen eine gewisse Dauer zu geben. Dadurch wird der Leib sichtbar. Salze sind der Ausdruck vom Entstehen durch Sich-Verbinden verschiedener Elemente, und des sich Wieder-Lösens derselben. Die Salzbildung ist ein Fundament allen Chemismus. Sie ist spirituell aufgefasst ein Sterbevorgang, welcher die lebendige Substanz in eine erstorbene, „mineralische" Form bannt. Der jedoch das Potential der erneuerten Verwandlung zurück ins Leben bleibt, was wir als Auferstehungskraft versinnbildlichen können. Das Wort des Christus' in der Bergpredigt an die Jünger gerichtet, „Ihr seid das Salz der Erde", beschreibt diese Fähigkeit und Aufgabe der Salze. Denn in seine Jünger legte Christus durch das Wort seine Auferstehungskräfte, die jeder Mensch in sich aufnimmt, wenn er Jünger Christi wird, das heißt sich ihm ganz verbindet. Im Sinne des Paulus-Wortes: „Nicht ich, der Christus in mir".

Salze im Blut verweisen also auf die rechte Verbundenheit von Tod und Auferstehung, oder auch Entstehen und Vergehen im Leib als Ausdruck einer gesunden Verbundenheit von Stoffleib und Lebensleib. Kalium steht zum Beispiel betont für Leben, Kalzium mehr für Sterben und Tod oder Mineralisierung, Natrium bildet ein Gleichgewicht von beiden. Dabei ist für die Salzbildung die Kohlensäure (Karbonate) und der Phosphor (Phosphate) von Bedeutung, leicht anschaubar als Ausdruck von mehr Tod oder mehr Licht und Leben. Auch Chlor (Chloride) ist ein wichtiges Element der Salzbildung. Dabei ist grundsätzlich das Blut nur eine Tafel, die die Salzbildung im Organismus spiegelt und ablesen lässt, ob alles im Gesunden verläuft oder sich Krankheitstendenzen zeigen. Die eigentlichen Salzbildungsprozesse spielen sich in den Organen und Geweben ab. Man denke an so feste Gewebe wie den Knochen oder das Bindegewebe, oder auch so feine wie die Schleimhäute. Diese Aussage gilt ganz grundsätzlich für alles, was hier dargestellt wird: das Blut informiert nur, verweist auf Geschehnisse, die sich unabhängig von ihm im gesamten Organismus vollziehen.

Auch auf einige *Metalle* macht das Blut aufmerksam. Vor allem auf Eisen (Ferrum), welches für das Hämoglobin und seine Aufgabe des Sauerstofftransports so wichtig ist, also auch eine direkte Bedeutung für das Blut selbst hat. Eisen wird im Blut an ein Eiweiß gebunden transportiert, das Transferrin. Dieses ist ein Glykoprotein, also ein Eiweiß, das einen Zucker bindet. Wieder ein Hinweis auf die Ich-Nähe dieser Substanz, die das Eisen im Blut an alle Orte leitet, wo es benötigt wird. Ist das Eisen erniedrigt und Transferrin erhöht, verweist diese Konstellation auf einen Eisenmangel. Ist Eisen erniedrigt und Transferrin erhöht, spricht es für eine chronische, oft versteckte Entzündung. Eisen ist so wichtig für unser Gesundsein, dass der Organismus immer Vorräte hat, am meisten im Knochenmark, etwas auch in der Leber. Ferritin ist eine Verbindung von Eisen mit einem Eiweiß als solche Speicherform, aus der bei Bedarf das Eisen ganz rasch freigesetzt werden kann. Ferritin ist auch im Blut nachweisbar und gibt einen direkten Hinweis auf die Vorräte.

Seltener wird Kupfer (Cuprum) untersucht, weil es eigentlich nur bei sehr seltenen Erkrankungen in Erscheinung tritt. Es spielt in geringer Menge bei der Bildung der roten Blutkörperchen eine Rolle. In der älteren Medizin prüften die Ärzte das Verhältnis von Eisen- und

Kupfergehalt im Blut und bildeten einen Quotienten. Verschob dieser sich stark in Richtung Kupfer, wurde das als Hinweis auf eine maligne Tumorkrankheit gedeutet. Ein weiteres, öfter bestimmtes Metall im Blut ist das Magnesium, weil es im Zusammenhang mit der Muskelkontraktion gesehen wird. Häufige Muskelkrämpfe können Ausdruck eines Magnesiummangels sein.

Von Bedeutung sind schließlich auch sogenannte Spurenelemente, so genannt, weil sie in nur sehr geringer Quantität vorkommen, und dennoch wichtige Funktionen steuern. Dazu gehören die Vitamine und auch das für die Immunvorgänge wichtige Selen. Immer werden alle genannten Elemente als Befunde quantitativ bewertet, es wird gemessen, ob es zu viel oder zu wenig davon gibt. Genauso wichtig ist aber, was ihre Botschaften sind, auf welche Funktionen und Orte im Organismus sie den diagnostischen Blick lenken wollen, wo ihr eigentliches Wirkungsfeld ist. So wird allmählich aus einer statischen eine dynamische Betrachtung aller Mitteilungen, die uns das Blut machen möchte, wenn wir es im Labor untersuchen.

Hinweise auf Organe

Auf die Organe verweist das Blut in sehr unterschiedlicher Intensität. Manche bilden sich kaum oder gar nicht darin ab, andere mehr oder minder stark. Am vielfältigsten teilt sich die Leber dem Blut mit, was nicht verwunderlich ist, ist sie doch selber fast flüssig und nur durch ihre feste Kapsel in Form gehalten, so wie das Blut durch die Gefäßwände. Als zentrales Stoffwechselorgan zeigt die *Leber* sich durch verschiedene Enzyme, welche ich als die „Arbeiter im Stoffwechsel" charakterisieren kann. Im Verhältnis zu ihnen sind dann die Hormone die „Vorarbeiter", welche Inhalt und Takt der Arbeit angeben. Über den Zustand der Leberzellen selbst geben die beiden Transaminasen GOT und GPT unmittelbare Auskunft. Kleine Mengen von ihnen sind immer im Blut nachweisbar und verweisen auf die andauernde Zellregeneration, also Tod und Neubildung der Zellen. In der älteren, nicht so abstrahierenden Medizin nannte man dies die Zellmauserung, angelehnt an die Vogelwelt, die ihr Federkleid erneuert. Treten die Transaminasen vermehrt im Blut auf, weist das auf einen verstärkten Leberzelltod hin, zum Beispiel durch eine Entzündung oder toxische Einflüsse. Ist die GPT stärker erhöht als die GOT, spricht das für ein akutes Geschehen. Im umgekehrten Fall handelt es sich eher um ein chronisches Geschehen.

Mehr auf die kleinen Organellen in der Leberzelle, die Mitochondrien, ihre „Laboratorien“, lenkt das Enzym GLDH den diagnostischen Blick. Ist es vermehrt, handelt es sich um einen tiefergreifenden Zellschaden, oft im Zusammenhang mit modernen Arzneimitteln. Die CHE erzählt von der Leistungsfähigkeit der Aufbauprozesse, die γ-GT (Gamma-GT) von der Intaktheit der Zellmembran, auch in Zusammenhang mit den kleinen Gallenkanälchen, über welche die in der Leber gebildete Gallenflüssigkeit ausgeschieden wird. Auf diese bezieht sich auch die alkalische Phosphatase. Bei ungenügender Galleausscheidung findet sie sich vermehrt im Blut. Das gilt auch für Bilirubin, welches stark vermehrt die Gelbsucht hervorruft.

Auch die *Nieren* sind in besonderer Weise mit dem Blut verbunden, strömt doch alles Blut immer wieder durch die Nierenglomeruli, um dort gefiltert oder gereinigt zu werden. Alle zur Ausscheidung vorbereiteten Bestandteile des Bluts werden ausgesondert und als Primärharn in die Nierenkanälchen geleitet, wo durch

Rückresorption der Flüssigkeit und noch als nützlich erkannter Substanzen der Harn entsteht, der endgültig über die Harnblase ausgeschieden wird (siehe auch „Vom Wesen der Niere“). Diese Ausscheidungsfunktion kann im Blut auf ihre Leistungsfähigkeit überprüft werden, indem der Harnstoff und das Kreatinin gemessen werden. Harnstoff ist schwerpunktmäßig Abbauprodukt des Eiweißstoffwechsels, Kreatinin verweist allgemeiner auf die Ausscheidungsfunktion. Die Aussage wird noch intensiviert, indem die Kreatinin-Clearance als Ausdruck des zeitlichen Verlaufs, nicht nur einer Momentaufnahme, durchgeführt wird. Sie wird heute mit dem Kürzel eGFRcr angegeben. Ist sie erniedrigt, so ist das ein Hinweis auf eine verminderte Ausscheidungsfunktion, häufig durch zu geringe Flüssigkeitsaufnahme.

Für *Lunge* und *Herz* gibt es keine vergleichbaren Abbildungen im Blut. Beim akuten Herzinfarkt kann ein bestimmtes Enzym, die Kreatininkinase (CK-MB), stark erhöht sein, was allerdings nicht immer der Fall ist. Dagegen gibt es keine akute Leberentzündung (Hepatitis) ohne Nachweis stark erhöhter Transaminasen. Auf die *Bauchspeicheldrüse* können die Enzyme Amylase (Zuckerverdauung) und Lipase (Fettverdauung) hinweisen, bei anderen Drüsen wird deren Hormonproduktion gemessen: für die Schilddrüse zum Beispiel Thyroxin (T4) und Trijodthyronin (T3) und das sie steuernde Hormon der Hirnanhangsdrüse (TSH).

Eine gewisse Orientierung geben auch die sogenannten *Tumormarker*, welche auf die Tendenz der umgrenzten Gewebswucherung verweisen, überwiegend für bösartige Tumoren. Am bekanntesten sind PSA für die Prostata, CEA für den Darm, AFP für Tumoren in Leber oder Bauchspeicheldrüse. Deren Nachweis wird aber immer nur im Zusammenhang mit weitergehenden Untersuchungen bewertet werden können, zum Beispiel eines Computertomogramms (CT) oder einer Magnet-Resonanz-Tomografie (MRT).

Alle hier geschilderten Untersuchungen des Blutes sollen den Lesenden einen Einblick geben, wie sehr das Blut ein Informationsträger für viele Geschehen im Organismus ist, wie exakt das Bild einer Bluttafel ist, das Rudolf Steiner für dieses Geschehen wählte. Er regte an, auch viel verborgenere Informationen in anschauliche Bilder zu verwandeln, um zum Beispiel die Geschehnisse der Lebensvorgänge, die sich im Blut abbilden, sichtbar zu machen. So entstanden die

„bildschaffenden Methoden" der Blutkristallisation und der Steigbildmethode, die leider noch viel zu wenig eingesetzt werden, obwohl sie viel mehr über die dynamischen Vorgänge im Organismus aussagen als die letztlich immer statischen Momentaufnahmen heute üblicher Laboruntersuchungen. Beide miteinander verbunden geben eine umfassendere Auskunft als jede für sich. Diese bildschaffenden Methoden können hier nicht in Kurzform dargestellt werden, auf sie wird, ebenso wie auf die inzwischen umfangreichen Untersuchungsmöglichkeiten aller Immunvorgänge, in der weiterführenden Literatur verwiesen.

Ausklang

Alle, die bis hierher gelesen haben, werden wohl Goethes Mephistopheles zustimmen, dass Blut „ein ganz besonderer Saft" ist. Das letzte Kapitel hat anklingen lassen, wie umfassend das Blut Informationsträger, oder – aktiver formuliert – Informand für das Ich ist, um ihm laufend über alle Vorgänge zu berichten, die im Organismus ablaufen. Der Ort, wo das Ich diese Informationen oder eben Botschaften wahrnimmt, ist das aus dem Blut gebildete und seinen organischen Mittelpunkt bildende Herz. Es ist vor diesem Hintergrund ein Sinnesorgan und auch ein Mittelpunktsorgan (siehe „Vom Wesen des Herzens"). Die vom Herzen zur Peripherie strebenden Arterien und die das Blut zurückführenden Venen kann ich auch als Fühlfäden des Herzens versinnbildlichen.

Das Blut ist zugleich Transportorgan, denn alle Stoffaufnahme und -verteilung geschieht überwiegend über das Blut. Deshalb findet sich gerade im Darmbereich eine so große Ansammlung von Blutgefäßen, die alles aufnehmen, was über Magen und Darm und die dort stattfindende Verdauung diesen Gefäßen über die Schleimhäute zugeführt wird. Die sich alle zu einem großen Gefäß sammeln, der Pfortader, um das stoffbeladene Blut der Leber zuzuführen. Die dann bewertet, was davon nützlich ist und aufgenommen wird, oder was unbrauchbar oder gar schädlich ist und schnellstmöglich wieder ausgeschieden wird: direkt über die Gallenflüssigkeit in den Darm oder über das Blut zu den Nieren als Harn (siehe „Vom Wesen der Leber").

Der zweite große Ort von Aufnahme und Ausscheidung von Stoffen durch das Blut sind die Lungen. Hier sind der Organismus und die Welt nur durch die hauchdünnen Wände der Lungenbläschen (Alveolen) getrennt, hier rührt die Welt außer uns ganz dicht an die eigene Innenwelt. Deshalb können die Stoffe auch nur in feinststofflicher Form, überwiegend gas- oder luftförmig, aufgenommen und ebenso abgegeben werden. Ein schöner Begriff für diese Feinstofflichkeit ist „Aerosole", Rudolf Steiner sprach gerne auch von Imponderabilien. Von dieser Feinheit hat die Medizin noch wenige Vorstellungen, sie entziehen sich weitgehend ihrer Messbarkeit, sind homöopathischen Hochpotenzen vergleichbar, bei denen eventuell kein einziges Molekül mehr vorstellbar ist, die dennoch von erstaunlich kraftvoller Wirkung sein können. Und die alle dann im Organismus durch die Tätigkeit der Lunge erst so verdichtet werden, dass sie zu messbaren Stoffgehalten und zum Stoffaufbau des menschlichen Organismus nutzbar werden.

Ein solches Aufnahme- und Ausscheidungsorgan ist schließlich auch die Haut, was der modernen Medizin durchaus bewusst ist, verabreicht sie doch transdermal Medikamente. Doch der für den gesamten Stoffaustausch unverzichtbare Anteil der Haut wird im Verhältnis zum Darm und Lungen noch stark vernachlässigt. In der Anthroposophischen Medizin ist das anders. Für sie spielt die äußere Anwendung und Vermittlungen von Arzneien über die Haut eine große Rolle.

Die tiefgreifendste Aufgabe des Bluts ist aber weder die Informations- noch die Transporttätigkeit, sondern seine Fähigkeit, dem geistigen Feuer des Ichs eine stofflich-physische Grundlage zu geben, die es ihm ermöglicht, als Geistwesen die Erde und ihre Stoffeswelt („Materie") zu betreten. Das Blut ermöglicht es dem Geistesmenschen, sich einen Erdenmenschen zu gestalten und beide zu einer Einheit zusammenzufügen. Eine wesentliche Voraussetzung hierzu schuf das Christusblut, das vom Kreuz auf Golgatha floss und die ganze Erde durchdrang. Seither wurde die Möglichkeit geschaffen, dass das Menschen-Ich sich aus eigener Kraft und Intention zu der genannten Vereinigung von Erdenmensch und Geistesmensch aus Freiheit entschließt – ein Zukunftskeim, der noch große Zeitenräume umfassen wird, bis er zur Reife gelangt und für den das Blut ein entscheidendes Organ bildet.

Weiterführende Literatur

Rudolf Steiner:

Blut ist ein ganz besonderer Saft. In GA 55: Die Erkenntnis des Übersinnlichen in unserer Zeit und deren Bedeutung für das heutige Leben. Vortrag vom 25.10.1906

Die Aetherisation des Blutes. In GA 130, Das esoterische Christentum und die geistige Führung der Menschheit. Vortrag vom 1.10.1911

Volker Fintelmann:

In der „Schlanken Reihe" im Info3 Verlag:
Vom Wesen der Lunge, 2023
Vom Wesen des Herzens, 2023
Vom Wesen der Leber, 2024
Vom Wesen der Niere, 2024

Die spirituelle Seite des Immunsystems, Aethera 2022

Intuitive Medizin. Theorie und Praxis der Anthroposophischen Medizin. 6. Auflage, Haug Verlag 2016

Chantal Bornholt:
Darstellung der Blutkristallisation bzw. Kupferkristallisation unter dem Gesichtspunkt der Krebserkrankung. In: Onkologie auf anthroposophischer Grundlage. Band I. Hg. Volker Fintelmann und Markus Treichler. (Dort auch weitere Hinweise zur Literatur) Mayer Info3 2014.

Die Schlanke Reihe im Info3 Verlag
Besinnlich, anregend, prägnant

Johannes Kiersch
Von der Steinzeit bis zum Great Reset
Ein Anthroposoph versucht, sich nach Corona zurechtzufinden
Schlanke Reihe Band 1
78 Seiten, Klappenbroschur, € 9,90
ISBN 978-3-95779-148-1

Jahn Finkas
Kleines Pandemisches Glossar
Versuch einer Aufarbeitung
Schlanke Reihe Band 2
102 Seiten, Klappenbroschur € 9,90
ISBN 978-3-95779-162-7

Volker Fintelmann
Im Leben das Sterben üben
Anregungen zu einem bewussten Umgang mit dem Tod
Schlanke Reihe Band 3
72 Seiten, Klappenbroschur, € 9,90
ISBN 978-3-95779-166-5

Info3-shop.de

Alma Wichmann-Erlen

Flieg, Emmy, flieg!

Kauderwelsch und Geistesgegenwart
einer demenzerkrankten großen Seele

Schlanke Reihe Band 4

100 Seiten, Klappenbroschur, € 9,90

ISBN 978-3-95779-169-6

Thomas Krämer

**Raphael: Historische Person
und ewige Individualität**

Anmerkungen zum Rätsel einer
biografischen Signatur

Schlanke Reihe Band 5

90 Seiten, Klappenbroschur, € 9,90

ISBN 978-3-95779-174-0

Volker Fintelmann

Vom Wesen der Lunge

Anschauungen eines Anthroposophischen Arztes

Schlanke Reihe Band 6

100 Seiten, Klappenbroschur, € 9,90

ISBN 978-3-95779-178-8

Volker Fintelmann

Vom Wesen des Herzens

Organ der Mitte, Wohnsitz der Seele

Schlanke Reihe Band 7

100 Seiten, Klappenbroschur, € 10,90

ISBN 978-3-95779-187-0

Jens Heisterkamp
Karma neu denken
Wiederverkörperung und Schicksal
als Herausforderung für die Vernunft
Schlanke Reihe Band 8
102 Seiten, Klappenbroschur, € 10,90
ISBN 978-3-95779-191-7

Volker Fintelmann
Vom Wesen der Leber
Organ des Selbst-Bewusstseins
Schlanke Reihe Band 9
96 Seiten, Klappenbroschur, € 10,90
ISBN 978-3-95779-197-9

Volker Fintelmann
Vom Wesen der Niere
und ihrer Beziehung zur Seele
Organ von Licht und Finsternis
Schlanke Reihe Band 10
96 Seiten, Klappenbroschur, € 10,90
ISBN 978-3-95779-215-0

Markus Treichler
Die unterschätzte Krankheit
Schlanke Reihe Band 11
46 Fragen und Antworten zum Thema
Depression
96 Seiten, Klappenbroschur, € 10,90
ISBN 978-3-95779-217-4

Info3-shop.de